看護師失格？

脳卒中リハビリテーション看護
認定看護師
小林雄一［著］

神経心理ピラミッド監修
立神粧子

MC メディカ出版

高次脳機能障害とは

認知（高次脳機能）とは、知覚、記憶、学習、思考、判断などの認知過程と行為の感情（情動）を含めた精神（心理）機能を総称する。病気（脳血管障害、脳症、脳炎など）や、事故（脳外傷）によって脳が損傷されたために、認知機能に障害が起きた状態を、高次脳機能障害という。

リハビリテーション心理職会ホームページ（https://www.normanet.ne.jp/~RPA/what.html）

本書では、その原因にかかわらず認知機能に何らかの障害が起こった状態を、認知機能低下と表現している。

行動・心理症状

本人がもともと持っている性格や環境、人間関係など様々な要因がからみ合って起こる、うつ状態や妄想といった心理面・行動面の症状です。

【症状例】

（能力の低下を自覚して）元気がなくなり引っ込み思案に

（今まで出来たことが上手く出来なくなって）自信を失い、すべてが面倒に

（自分のしまい忘れから）他人へのもの盗られ妄想

（嫁が家の財産を狙っているといった）オーバーな訴え・行動がちぐはぐになって徘徊

あしたの暮らしをわかりやすく　政府広報オンライン
（暮らしに役立つ情報―もし、家族や自分が認知症になったら―知っておきたい認知症のキホン、https://www.gov-online.go.jp/useful/article/201308/1.html#section2）

看護師失格？

装画　新倉サチヨ

本書に登場する人物・団体などはすべて架空のものです。また、事例についてもすべてフィクションであり、プライバシーに配慮して、実際の事例をもとに内容を構成したものを掲載しています。本書の内容は筆者個人の研究・実践および信条に基づくものであり、筆者の所属施設・関連施設とは一切の関係はありません。

第一話

何回いったらわかるの！
わからずや！

私は世良と言います。三十九歳です。地元の看護専門学校を卒業後、今の病院に就職しました。看護師経験は十八年あります。現在は救命救急病棟で六年間働いています。

生口さんは八十四歳の男性です。妻と二人暮らしだったそうです。認知症症状が目立つようになったため受診すると、HDS-R（改訂長谷川式簡易知能評価スケール）10点①でアルツハイマー型認知症②と診断されました。このため介護保険では要介護2の認定となり、グループホームに入所していました。このたび、一時的に自宅に帰っていたところ階段から転落し、右前腕骨折③・外傷性くも膜下出血④で救急搬送されました。外傷性くも膜下出血は軽度で経過観察となりましたが、前腕骨折は近日中の手術が控えており、シーネ固定（添え木での骨折部位の固定）となりました。

妻と施設職員が来院し、入院前の様子を聞かせてくれました。

施設では帰宅願望が強く、たびたび自宅に帰ろうとしていたそうです。施設職員は、「言うことを聞いてくれなくて、手に負えないんです」と言っていました。今回も施設を抜け出し、無断で帰宅していたなかでの受傷でした。生口さんには骨折した右上肢以外は運動機能の低下はなく、自由に歩行ができました。生口さんは言語障害もなく、一見とても元気そうに見えます。私は「陽気で多弁なおじいさんだ」と思っていました。

手術の前日、私は生口さんを担当していました。体を拭くなどの日常生活の援助には快く応じ、食事もトイレも自分でできました。昔の仕事の話をしてくれたり、テレビを見たりしてご機嫌に過ごしていたのですが、昼食が終わったころからそわそわし始めました。シーネ固定を無理やり外そうとし、無意味に歩き回るなど落ち着かない様子です。

---

①**HDS-R（改訂長谷川式簡易知能評価スケール）10点**：HDS-Rは簡易的な認知機能評価のスケール（ものさし）です。30点満点中20点以下だと「認知症疑い」になります。

②**アルツハイマー型認知症**：認知症をきたす疾患のなかで患者が一番多いと言われています。脳の神経細胞が減って脳が小さく萎縮してしまうために、症状が現れます。新しいことが記憶できない、思い出せない、時間や場所がわからなくなるなどが特徴的です。また、物盗られ妄想や徘徊などの症状が出ることがあります。徐々に進行する病気で、急激に進行するものではありません。

③**右前腕骨折**：右腕の肘から手首間の部分の骨折です。

④**外傷性くも膜下出血**：くも膜下出血とは、くも膜と脳の表面の間に生じた出血のことを指します。くも膜下出血は脳動脈瘤に関連して発生することが多いですが、外傷性くも膜下出血は動脈瘤の有無とは関係なく頭部外傷と関連して発症します。急性硬膜下血腫・脳挫傷・びまん性軸索損傷・頭蓋骨骨折などの頭部病変と合併することもあります。

私が声をかけると、生口さんは「なんで手がくくられてるの？　これ邪魔だ。いらん。ここはどこ？　帰る」と言います。

「生口さん、階段から落ちて怪我して入院してるんですよ。明日手術ですよ」

「えぇ？　そうなの。わかったよ」

五分後様子を見ると、生口さんがシーネ固定を外していました。私は、「もう～。何やってんの。治療にならないよ。認知症もあるし仕方ないな」と思いシーネを巻き直しました。

ふたたび生口さんは私に質問します。どうやら自分の状況が理解できていないようです。私はもう一度、生口さんに骨折で入院していることを説明しました。生口さんは納得した様子でした。

ところがその矢先、同じ質問をしてきます。私はそのたび、何度も何度も丁寧に説明しました。

（もう！　何回言わせるんだよ……）

生口さんは毎回シーネ固定を外します。「仕事はほかにもあるんだから、手間を取らせないでほしいよ」と思いながら何度も何度も巻き直しました。

これを繰り返すうち、生口さんがイライラしてきました。

六度目のシーネ固定の際、生口さんは、「もうやめてくれえ。触るな！」と私に言うのです。

さすがに私もイラっとしましたが、いやがる生口さんをなだめすかして手早くシーネを巻きました。生口さんは、「あんたはわからずやだ。わしはもう帰る」と言って、病棟を出ていこうとします。

あいにく、救命救急病棟はオートロックなので外に出ることはできません。生口さんは振り返り、私を睨んで言います。

「あんたはわしを閉じ込める。嫌なやつだ」

(嫌なやつって……。仕事だからやってんだよ)私は生口さんのことが憎らしくなっていました。

「嫌なやつは生口さんでしょ。いい加減に覚えてください!」

「バカにしやがって」

生口さんは、懲りずにシーネを外そうとします。

私は止めようとしましたが、生口さんは私の手を強く振り払いました。強引にシーネを外し、それを私に投げつけたのです。硬いシーネが私の顔に当たりました。

「痛っ!」

私はシーネを拾い上げながら、もう感情を抑えられなくなりました。

「知るか!」

シーネを床に投げつけました。生口さんは何か叫んでいましたが、私は背を向けてスタッフ

ステーションに帰り、

「なんなんあいつ！　腹立つわぁ。何回言ったらわかるの！　あのわからずや！　あーもうイヤ。大っ嫌い！」

もう我慢ができず、思いをぶちまけました。

これを聞いて、たくさんの看護師が集まってきました。私と一緒に怒る人・私を慰める人・私を批判する人でスタッフステーションは騒然としました。また、周囲には傍観者もたくさんいました。私は生口さんへの怒りに加えて、こんな思いをしているのに助けてくれなかった看護師たちにも怒りを感じました。

「ほんとうに腹立つ！　もう絶対あんな患者、私の担当につけないでよ！　今すぐ誰か担当代わってよ！」

これに対して一人の看護師が声を上げました。「たしかに！　生口さん本当にわがままが過ぎてる。みんなで強く指導しよう」そのほかの看護師は、閉口していました。

人混みのうしろから、ふと声がしました。

「口をはさむようですが、いいですか？」

脳神経外科病棟の科長でした。今日は私たちが依頼した、病棟研修会だったことを思い出しました。講師である科長に、一部始終を見られてしまっていたのです。

科長は、心配そうにこちらを見ていました。

先の騒ぎで、いつの間にか病棟研修会の時間を過ぎていたようです。

「世良さん、みなさん。生口さんは認知症ですよ。どうか落ち着いて、冷静さを失わないで」

科長の一言で、重苦しい雰囲気に包まれていたその場の空気が一変したように感じました。

そして、自分が冷静でなかったことに気づきました。生口さんがすぐに忘れてしまうので、頭に血が上っていました。「またやっちゃった……」血の気が引く思いでした。

「皆ごめん……。私、本当にむかっ腹が立って。生口さんにも皆にもひどいこと言った。ごめんなさい！」

すでにスタッフステーションは、いつもの平穏な空気に戻っていました。

早めに皆に助けを求めればよかった……。

実際、すでに先輩看護師が生口さんの対応を代わってくれていました。生口さんはどうやら骨折部が痛かったようです。私はシーネに気を取られて、見過ごしていました。生口さんは鎮痛薬を内服したのちシーネ固定の巻き直しに応じ、落ち着かれた様子です。

ざわついていた救命救急病棟も、落ち着きを取り戻しました。


予定時間を過ぎましたが、病棟研修会が始まり、科長は話しはじめました。

「みなさん、ありがとうございます。せっかくの機会ですから、先ほどみなさんで対応してくださった生口さんとの事例を検討してみませんか」

反対する病棟看護師はいませんでした。私は気恥ずかしい思いもあったのですが、生口さんのことを深く考えるチャンスを逃してはいけないと感じました。

科長は生口さんの状態を説明しました。

●生口さんは既往に認知症があり、ＨＤＳ－Ｒ（改訂長谷川式簡易知能評価スケール）10点で高度認知症と考えられる。
●運動機能の低下がないため、一見自由に活動できるように見える。流暢に話せてはいるが、言語能力の低下が推測される。また、認知機能全般が低下している。
●痛みを正確に認知できていない可能性がある。このため、痛みに適切に対処することが困難になっている。
●認知症の中核症状である「記憶障害（記憶能力の低下）」が著しいと考える。
【記憶の定義】①獲得する、すなわち習得する、②必要に応じて維持・増強する、③必要に応じて、情報を自発的に思い出す
（立神粧子『前頭葉機能不全　その先の戦略　Rusk通院プログラムと神経心理ピラミッド』医学書院、68頁）
これらがいずれも障害されていると考えられる。
●論理的思考や、判断力が低下している可能性が高い。覚えるよう指導しても、覚えていないことを指摘しても意味がない。そればかりか、誤りを指摘することが、逆に患者に悪影響を及ぼす可能性がある。

看護師たちは大きくうなずいて聞いていています。私は、生口さんが認知症だという情報を知っ

ていました。しかし、日常的なやりとりは元気な人と変わらないように見えました。記憶が障害されていることや、論理的思考・判断力の低下について深く考えていませんでした。そのため、シーネ固定を繰り返し外したり、歩き回ったりという生口さんの問題行動が受け入れられませんでした。問題行動を抑えられないことが苦痛で、感情的になっていたと思いました。

私は、どうすれば記憶障害を改善できるのか知りたくなりました。

「科長。記憶障害を良くする方法を教えてください。皆でケアに取り組みますよ」

「残念ですが、記憶障害を良くする治療はないと言われています」

それを聞いて、絶望的な気持ちになりました。患者の問題行動は我慢するしかないのか。自分にできることはないし、認知症患者の対応はやっぱり難しいままなんだと、悲しくなりました。

科長は続けます。

「記憶障害自体を良くすることはできません。でも周囲の人のかかわり方によって、記憶障害が目立たなくなることはあり得ます。そして、問題行動が軽快していくことは考えられそうですよ」

その言葉にとても興味を惹かれました。問題行動には本当に困っているし、どうしたら良いのか途方に暮れることがあり、同僚と一緒に考えても、うまくいかないことが多いと実感していたから。もし、周囲の人のかかわり方によって何か変わるのなら、できることがあるのなら知りたい。

「認知機能低下、高次脳機能障害に向き合うにあたって、『神経心理ピラミッド』を紹介しますね。一緒に考えてみましょう」

科長は、全員に一枚の資料を配りました。そこには、大きなピラミッドのような図が描かれています。

●神経心理ピラミッドは、認知機能には順番があることを表している。ピラミッドの下が満たされてはじめて上の階層が充足される。

●神経疲労が少なく、抑制ができるようになり、無気力でなくなる。注意力・集中力が増して、コミュニケーションと情報処理ができ、記憶ができる。そのうえで物事が論理的に順序立てでできるようになり、やっと自己認識（受容）に至る。

●臨床上よく使われる「患者の問題行動」は、「結果的に起こっていること」に過ぎない。一見、問題点に見えるが、これは原因ではない。注目したいのはピラミッドのより下の部分である。

●認知機能低下患者の対応がうまくいっていないときには、いきなり上ができるよう強要して

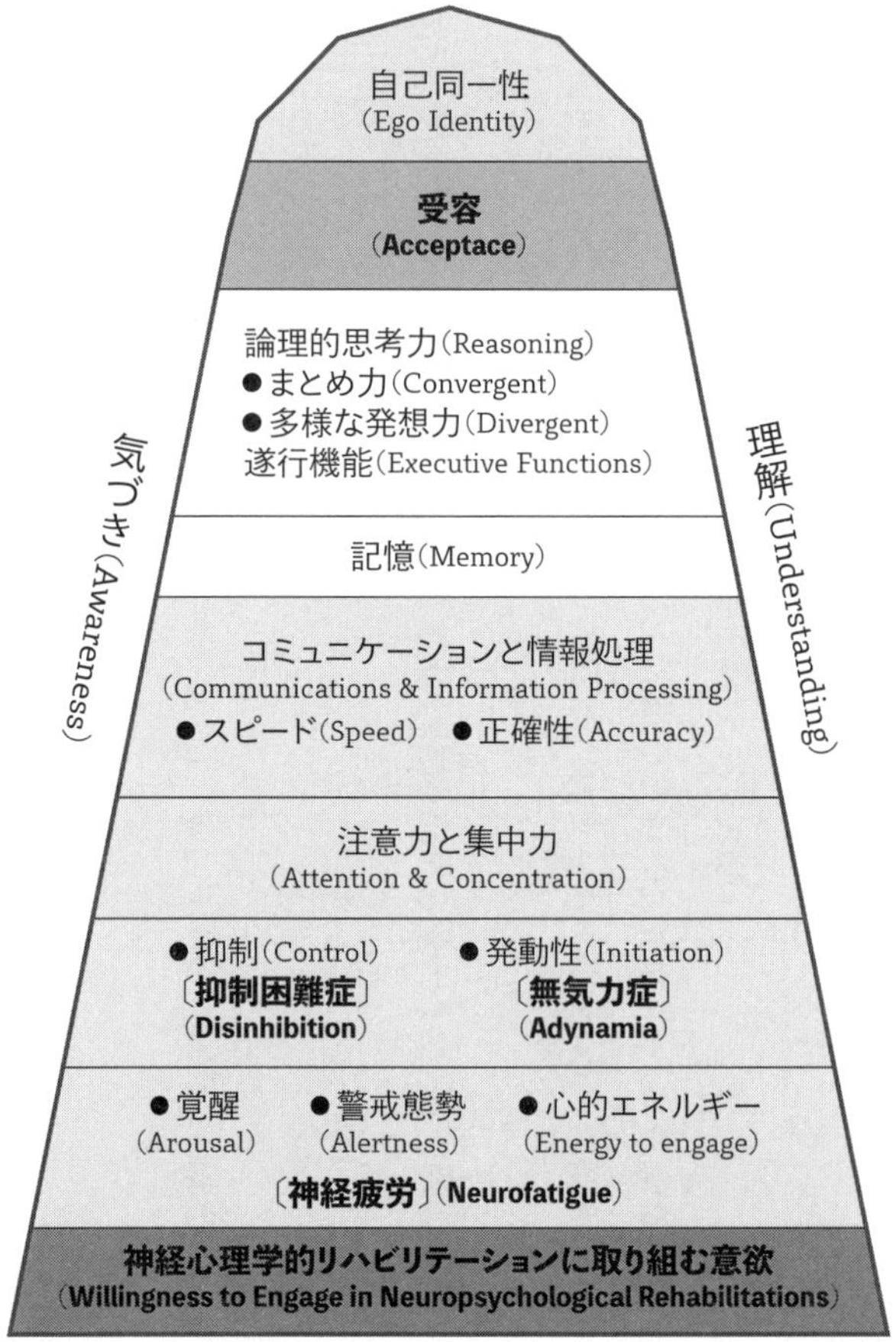

神経心理ピラミッド

(立神粧子."神経心理ピラミッド".前頭葉機能不全　その先の戦略:Rusk通院プログラムと神経心理ピラミッド.東京,医学書院,2010,59より転載)

いる可能性がある。
●神経心理ピラミッドが底辺から徐々に満たされていくよう、多職種チームで患者にかかわる。
●神経心理ピラミッドは、主として「前頭葉損傷」に基づく症状を示している。このため、認知機能低下患者の多くに活用できると考える。
科長は一つひとつ、丁寧に説明しました。


そして、ゆっくり話しました。

「看護師がこれらを学び、身につけたとしても、患者さんの問題行動が止むことは確約できません。しかし、患者さんに対して『問題行動を止めて！』と強制するよりは良い結果になると考えます。もし困ったとき、この神経心理ピラミッドを思い出して、『目の前の患者さん、今どこの階層かな？』と考えるだけでもきっと冷静になれますよ」

研修会に参加した看護師から、たくさんの質問が出ました。そして、過去に経験したいろんな事例を思い出しながら、みんなで思いを語り合う研修会になりました。看護師間では、「ちょっとやってみようか」という会話が交わされていました。

「今日の話は患者さん・家族のためだけにお伝えしているわけではありません。倫理的側面から、看護師の責務を語っているのでもありません。私たち看護師の『精神的な安定』を育むための力になりたいと思っています。これからも、いつでも声をかけてくださいね」

科長は研修会の最後に、その場にいた全員にそう語りかけました。

今日の病棟研修会のポスターが目に止まりました。本来の予定は「脳卒中急性期看護」でした。私は科長の話を聞いて、「認知機能低下患者への対応も、大切な急性期看護なんだ」と思いました。

今日のできごとは、私には苦い思い出になりそうです。でもこれからは認知機能が低下した患者に対して、すこしだけ冷静に向き合える気がしました。戸惑ったとき・対応に困ったとき・そして感情が高ぶったとき、神経心理ピラミッドを思い出して患者が今どのような状況にあるのか、冷静に考えたいです。

「私は一人じゃない。皆で力を合わせて患者さんに向き合いたいな……」

第二話

ウソつかないでよ！

僕の名前は三成です。今年三十五歳になります。もともと医療機器メンテナンスの会社に勤めていました。会社の業績が不安定で将来に不安を感じていたさなか、病院で働く看護師の姿が目に留まりました。看護師の仕事に興味がわき、安定した仕事を求めて転職しました。僕は今、脳神経外科病棟で働いています。仕事に特別な思い入れはなく、やりがいも見つけられませんが、同年代の友人と比べれば給料も良いし、食いっぱぐれもなさそうなので辞めずに続けています。逆にプライベートはとても充実しています。ウェイクボードに水上バイク、魚釣りなどの海遊び、車やバイクでのツーリング、旅行に飲み会などとても忙しいです。仕事は当然嫌なこともあるし、毎日かかわる認知症の人は好きになれないけど、プライベートを楽しめるなら大丈夫です。

僕の受け持った患者さん、伯方さんは七十四歳の女性です。

既往症に糖尿病と高血圧がありました。町内会のシティクリーニング（美化清掃活動）に参加後、喋りにくさと左手のしびれに気づいたため救急車を呼び、救命救急センターを受診しました。診断は右中大脳動脈穿通枝《せんつうし》のラクナ梗塞①でした。軽い構音障害②と、左上肢・手指にごく軽い麻痺がありました。抗血小板薬③の投与により、それ以上の症状の悪化はありませんでした。退院後に一人暮らしを再開することを目指し、リハビリが始まりました。

伯方さんは、七十四歳とは思えないほど若々しく見えます。いつでも姿勢が良く、身なりも整っています。びしっとした雰囲気ではきはきとしゃべり、とてもしっかりした印象を受けます。聞くと伯方さんは、定年まで小学校の校長先生をされていたそうです。伯方さんは夫と十年前に死別し、一人暮らしをしていました。数年前に物忘れが多いことに気づき、かかりつけ医に相談すると「認知症かもしれない」と言われました。ところがその後も、伯方さんは変わらずしっかりされていたようです。掃除や洗濯の日常生活はもちろん、買い物・料理を几帳面にこなし、近所づきあいも前と変わらずできていました。糖尿病と高血圧治療の薬も自己管理できていました。同じ町内に住む娘さんがときどき様子を見に行っても、家はきちんと整理整

---

①**中大脳動脈穿通枝のラクナ梗塞**：中大脳動脈は大脳の広い範囲への血液供給を行う血管です。この重要な血管から、細い血管が無数に枝分かれしています。これを穿通枝と言います。この穿通枝の一本のうち、先端が詰まった脳梗塞をラクナ梗塞といいます。脳梗塞のなかでは、症状が軽くおさまることが多い疾患です。

②**構音障害**：口やあご、舌の筋肉が麻痺して動きにくくなり、その結果喋りづらくなる状態です。

③**抗血小板薬**：脳梗塞の治療薬です。ラクナ梗塞の悪化を防ぐため、血栓が大きくならないようにするための薬剤です。

頓されています。娘さんによると、伯方さんが本当に認知症なのかと思うくらい変わりなかったそうです。

入院中、伯方さんは毎朝パジャマからトレーニングウェアに着替えて過ごします。療法士によるリハビリに真面目に取り組むだけでなく、病棟でも廊下を何周も歩きストレッチをするなど、自主リハビリをしています。看護師や同室者と社交的に会話し、楽しそうな姿もよく目にします。内服薬の自己管理もできており、僕は「これならまた、一人暮らしも余裕だな」と思いました。

入院数日後、伯方さんの病室が変わり、自分の部屋がわからなくなって困っている姿を僕は一度見かけていました。

ある日、カルテを見ると、「入院誓約書　提出未」とありました。そこで僕は伯方さんに、「入院誓約書の提出をお願いします。娘さんに言ってもらえますか?」と声をかけました。「はい、わかりました。今日娘が来るから伝えますね。明日には提出しますから」と、笑顔で答えてくれました。

翌日、「伯方さん。書類貰っていいですか?」と話しかけると不思議そうに「書類?　ああ、あの書類のことよね」と言います。僕は、「あれ?　忘れているのかな」と思い、「入院誓約書、娘さんに頼んでくれました?」と聞きました。すると伯方さんはハッとした様子で、「そうだったわね。今日は伝えますね」と言いました。僕は「やっぱり、認知症の症状があるな」と思いました。

その日の午後、伯方さんに内服薬（脂質異常症治療薬）の処方がありました。

もともと自宅で飲んでいた薬に加え、入院時に抗血小板薬の内服が始まっていました。それに続いての追加処方で、内服薬の数がだいぶん多くなりました。降圧薬・糖尿病治療薬・抗血小板薬、そして脂質異常症治療薬。どれもとても大切な薬なので、本人にしっかり説明しました。説明を聞く伯方さんの様子を見るうちに内服間違いが心配になり、「ちゃんと内服できますか？　うっかりすることもあるし、大切な薬だから、薬を配ってあげましょう」と言いました。

するとは伯方さんが急に怖い顔になりました。

「失礼なことを言わないで。薬くらい自分で管理できます！」

そう言われ、「感じ悪いな。せっかく配ってあげるって言ってるのに……失礼だなんてよく言うよ。むきになって感情をあらわにするのも、認知症の症状だな……！」と、心のなかで思いました。

仕方ないので僕は薬を預かる代わりに、伯方さんの内服する時間に声かけをして確認しました。また、空になった薬の個包装があるかゴミ箱をチェックするようにしました。

数日後、僕は主任から「伯方さんから言われたから、伝えておくね。『三成さんが一生懸命なのはわかるけど、できることは自分でやりたいです』とおっしゃっていたよ」と言われました。僕に直接言えばいいのに、主任に言うなんてちょっと感じ悪いなと思いました。

次の日、僕は伯方さんの受け持ちでした。部屋に行くと、伯方さんは朝食を終えベッド周りを片付けていました。

「おはようございます。朝の薬飲みましたか?」

「あら、飲みましたよ」

(本当かな?)と思い、空になった薬の個包装袋を探しましたが、どこにも見当たりません。

「大切な薬ですし、本当に大丈夫ですよね?」

「ええ。飲みました」

ふとテーブルの端を見ると、「朝食後」と書いた個包装袋があります。中にはまだ薬が残っています。

「伯方さん、やっぱり飲み忘れてない? ほら、これ残ってますよ」

薬を指さして教えてあげました。

「あら、そうね。飲んでいなかったわね」

伯方さんはハッとした顔でそう言い、慌てて内服しようとしました。

「三成くん待って！　伯方さんさっき内服されていたよ」

横から主任の声がしました。

僕は焦り、とっさに伯方さんの手から薬を奪い取って、

「ウソつかないでよ！　大事な薬って言ったでしょう！」

一瞬驚いた様子の伯方さんでしたが、僕を睨みつけました。

「こんな扱いもう耐えられない！　あなたの顔は二度と見たくないわ！」

「何言ってんの！　伯方さん、これがどんなに大変なことかわかってるの？」

主任が慌てて間に入り、僕は面談室に無理やり連れて行かれました。

主任はその場で科長に電話し、伯方さんの対応を依頼していました。

僕がムカムカしていると、しばらくしてドアをノックする音がしました。伯方さんとの話を終えた病棟科長でした。僕は注意を受けるんだろうと思い、身構えました。

「またトラブル起こしちゃって、反省文書いたらいいですか？」

「三成さん、不愉快そうですね。それほど気分を害したんですね」

いつもと変わらない科長の様子に拍子抜けしました。

「いや、科長。聞いてくれます？　こっちは一生懸命やってるのに、顔も見たくないなんて言われたらそりゃ不愉快にもなりますよ。あの薬を飲み間違えたら、血圧も血糖もめちゃくちゃ

ですよ。伯方さん、脳梗塞が再発してもおかしくないのに、何言ってるんですかね。僕は内服管理が心配だったんですよ。でも本人の気持ちを尊重して薬を任せたのに、ちゃんと飲めてない。認知症の人は、これだから苦手なんですよ」

「なるほど。穏やかじゃないですね」

「僕ができることはすべてやってあげました。なのに、伯方さんがウソをつくからこんなことになったんですよ。こっちの気持ちも知らないで！」

興奮してきた僕に対し、科長は相変わらず穏やかなままです。

「伯方さんが、ウソをついたと思うんですね」

「『わからない、覚えていない』ならまだしも、飲んだ薬を飲んでないと言えば、ウソじゃないですか」

「三成さんは、内服間違いを心配していたのですね。ただ、伯方さんにその思いは伝わっていないようですよ。三成さんに内服のことを何度も聞かれた伯方さんは動揺し、『これ以上頼りない姿を見せられない』と思ったのではないですか？」

僕は自分のかかわりが悪いと言われたようで、カチンときました。

「だったら伯方さん、『わからない』って認めたらいいんじゃないですか？　自分は何でもできるように振る舞って、医師に認知症と言われたことも忘れているんじゃないですか」

これを聞いた科長は、黙って何か考えているようでした。僕は一瞬、「言い過ぎたかな」と思いましたが、もうどうしたらいいかわかりませんでした。

「たしかに伯方さんは認知機能が低下しています。ですが、入院前は以前と変わらず一人で暮らしていたのですよね。身なりも礼節も保たれ、娘さんも認知症とは思わなかった。そんな伯方さんが、『わからない』ことを認められるでしょうか。できるだけ失敗を避けたいと思うのは、自然じゃないですか」

僕は、科長が何を言いたいのかよくわかりません。ただ失敗を避けたいと思うのは、僕も同感でした。

「すこし伯方さんの状態を整理しませんか」

●伯方さんは、右中大脳動脈穿通枝のラクナ梗塞である。脳梗塞による後遺症は強くないと言える。
●HDS-R（改訂長谷川式簡易知能評価スケール）は21点であり、軽度認知症もしくはMCI（軽度認知障害）と思われる。記憶障害が目立っている。
●「以前と変わらず一人暮らし」できていたのは、本人の努力と周囲の温かく寛容なサポートがあったと想像できる。
●入院で大きく環境が変わり、認知機能低下による症状が顕在化したと言える。
●伯方さんは、記憶障害を周囲に悟られないように振る舞っていた。この「取り繕い反応」のため、周囲は認知機能低下に気づかなかった。

「伯方さんの状態は、なんとなくわかりました。それにしても、環境が変わったのがそんなにストレスですかね。たかが数日の入院ですよ」

「たかが入院と思うんですね。自分を取り巻くすべての環境が自宅とは違う、これは相当な変化です。しかも内服薬の量も増え、ここ数日で戸惑うことも多かったでしょう。そんな不安定な気持ちのときに、自分を疑ってくる人に警戒心を持つのは自然ではないですか」

「科長！　違いますよ。僕は疑ったんじゃありません。伯方さんが失敗しないように助けてあげただけです」

腹が立って反論しました。

「三成さんは助け船を出したつもりでしょうが、伯方さんはどうとらえていたと思いますか？」

「だから疑っていませんって！　言いがかりつけないでください！」

「伯方さんを、『ウソつき』とまで言って？　疑いを象徴する言葉ですよ」

一瞬、いつも穏やかな科長が厳しい顔をしていたように見えました。

「たとえ相手が認知症でも、対話はできますよ。認知症の方が、何もわからないと決めつけるのはなぜですか」

科長は問いました。

「きちんと覚えてないのに、何もわからないでしょうよ？　あーあ、認知症の人はいいですよね！　自分がわがまま言っても周りが合わせてくれるし。周りの人を傷つけても覚えてないし。忘れられるなんて、逆に幸せですよね！」

すこしの沈黙が流れました。

「覚えていないというのは偏見です。伯方さんは、『三成さんにウソつきと言われたこと、ずっと信じてもらえなかったことが本当に悲しかった』とおっしゃいましたよ」

そう科長は静かに言いました。

僕は、冷や汗が出ました。まさか認知症の伯方さんが、僕の言動をそんなに細かく記憶していて、言葉で説明できるとは思いませんでした。

「伯方さんは記憶障害の症状があります。たしかに覚えていないこともあるでしょう。けれど、私たちと同じ『感情』を持っています。そのことは忘れないでください」

僕は、何も言えませんでした。

「伯方さんは薬を飲み忘れないために、翌朝の薬を机上に準備していたそうですよ。三成さんも伯方さんも、『薬を飲み忘れない』という目的は同じだったのですから、一緒に『どうするか』を話してみてもよかったですね」

科長は面談の最後にそう言いました。


科長と別れて、僕は認知症の人をいつから苦手になったのか考えていました。

僕の転職のきっかけは不景気でしたが、「機械ではなく、人を相手に仕事をしたい」という思いもありました。ところが、認知症患者の問題行動に振り回されるうち、認知症の人のことがまったく理解できなくなり、まるで宇宙人のように感じていました。

そして、認知症の人は「どうせ忘れるから」と、心のどこかで思っていたことに気づきました。

僕はこれまで、患者さんのために精いっぱいやっているつもりでした。でも、思い込みで患者さんとすれ違ったり、対応がいきすぎたりして空回りしていたかもしれない。僕は認知症というだけで、その人をわかろうとしていなかったかもしれません。

第三話

周りに注意してください！

「なんであんなに興奮してたんだろう……」

私は今、科長が部屋から出てくるのを待っています。受け持ち患者の因野さんがそわそわして落ち着かなくなり、科長に対応をバトンタッチしたのです。

もう三十分は経ったでしょうか。私は、スタッフステーションの環境整備をしながら考えています。

私の名前は新濱です。看護大学を卒業後、今の脳神経外科病棟で働いています。就職して二年目になり、看護師の仕事にもだいぶ慣れてきたところです。できることも増えて、仕事が楽しくなってきました。

因野さんは六十八歳の女性です。夫と長男の三人家族です。既往は高血圧と脳出血ですが、脳出血の後遺症はないとカルテに書いてありました。因野さんはスーパーマーケットで働いており、レジや商品の陳列などを担当していたそうです。

ある日の勤務中、因野さんは商品倉庫に行ったまま帰ってこなくなりました。同僚が様子を見に行ったところ、全身がけいれんして床に倒れているのを発見されました。すぐに救急搬送され、私の働いている脳神経外科病棟に入院となりました。

CT検査の結果、脳出血と診断されました。医師の記録には、「右皮質下出血①、血腫量10mL

未満、保存療法」とあり、小さな出血とわかりました。入院してからも一度大きなけいれんがありましたが、抗てんかん薬を投与され落ち着きました。意識レベルはJCS-100②で、強い意識障害があります。左共同偏視③が目立ちました。左上下肢の強い麻痺（ブルンストロームステージ上肢Ⅲ・下肢Ⅲ・手指Ⅲ）④がありました。医師から家族に説明があり、「意識障害・麻痺はけいれんによるものです。脳出血が大きくならなければ、数日内の改善が見込めます」と伝えられ

①**皮質下出血**：大脳の表層に生じる脳出血です。血管の病変（脳動静脈奇形・アミロイド変性など）を原因に生じます。どの場所で出血したかによって、症状が大きく異なります。

②**JCS-100**：Japan Coma Scaleの略です。JCSは、意識レベル評価のスケール（ものさし）です。JCS-100は「刺激をしても覚醒しない状態・痛み刺激に対し、払いのけるような動作をする」を指し、かなり強い意識障害がある状態です。

③**左共同偏視**：左右の眼球が同じ方向（左側）を向いた状態を言います。この場合、けいれんによる眼球運動の障害が考えられます。

④**ブルンストロームステージ上肢Ⅲ・下肢Ⅲ・手指Ⅲ**：ブルンストロームステージは脳卒中による麻痺が回復していく経過を示したスケールです。麻痺の程度を数値化しています。この場合、麻痺がかなり強くかろうじて手足が持ち上がる程度です。日常生活に大きな支障があり、多くの部分に介助を要します。

ました。

入院三日目、私は因野さんを受け持ちました。医師の説明どおり、意識障害・麻痺が改善していました。因野さんの意識レベルはＪＣＳ-２[5]で、自分の名前や生年月日は言えるのですが、見当識障害があります。麻痺も大きく改善し、左上下肢がかなり動くようになりました（ブルンストロームステージ上肢Ⅴ・下肢Ⅴ・手指Ⅴ）[6]。衣服の着脱はなんとか自分ででき、排泄もトイレに行けます。けいれんも起こらず経過しており、私は因野さんがとても元気になってきたように見えました。

けいれんの影響で発症前の記憶がありません。私がこれまでの経過を説明すると、とても喜んでくださいました。

因野さんはとても社交的で、私に気さくに話しかけてくれます。夫や長男の話や、仕事場でのできごとなどを楽しそうに話します。私が質問しても止まらず話し続けることもあり、話すのが好きなんだなと思いました。

その一方で、「なんかそわそわしているな」と感じていました。因野さんの行動を観察していると、どこか落ち着きがありません。また麻痺は大きく改善したものの、歩くときにはふらふらしています。リハビリ用の靴があるのに、履かずに裸足でトイレに行きます。移動は車いすを使用するのですが、車いすのブレーキをかけ忘れてしまいます。

「立ち上がる前にナースコールしてくださいね。お手伝いしますからね。靴も履かないと危ないですよ」

転倒の危険があるのでそのように伝えました。

「はいはい、ありがとうね。わかったよ」

因野さんは笑顔で同意します。しかし、何度説明しても因野さんはナースコールを押しません。そして、靴も履かないし車いすのブレーキもかけません。

そこで私は、因野さんと一緒にナースコールの練習をしました。すると私の説明を理解してその場ではナースコールを押してくれます。さらに靴の履き方、車いすのブレーキのかけ方も練習しました。因野さんは上手に靴が履けるし、車いすのブレーキをかけることができます。

私はひと安心しました。

---

⑤ＪＣＳ-２：「刺激しないでも覚醒している。見当識障害がある（時・人・場所がわからない）」状態です。意識障害が大きく改善しています。ＪＣＳについては注②を参照ください。

⑥ブルンストロームステージ上肢Ｖ・下肢Ｖ・手指Ｖ：注④に比べ、かなり麻痺が改善しています。たどたどしく見えるものの、日常生活動作が何とか自分でできる程度の麻痺です。見守りで歩行ができると考えられます。

ところが私がその場を離れると、因野さんの行動は元どおりになってしまうのです。私はどうすればいいのかわからず、病室で戸惑っていました。

「周りに注意してください！」

因野さんに何度もお願いしました。こんなやり取りが繰り返し続きました。

因野さんの食事開始の前に、私と言語聴覚士で改訂水飲みテスト[7]（ＭＷＳＴ、少量の水を使った嚥下の簡易的検査）を実施することになっていました。私は水飲みテストの経験があまりなかったので、先輩看護師の平原さんに声をかけておこうと思いました。

「平原さん、これから因野さんに水飲みテストをするんです。確認してほしいので一緒にいてくれませんか？」

平原さんは「うん、もちろんいいよ。すこししたら因野さんの部屋に行くね」と言ってくれました。

私が因野さんのもとに行くと、因野さんはそわそわした様子で、水飲みテストを受けたくなさそうです。言語聴覚士が説得を試みましたが、「いやいや、いまはいいのよ」と取り合おうとしません。そこで、私もテストの必要性を説明し、何とか実施できるよう話しかけました。そのとき、平原さんが様子を見に来てくれました。

言語聴覚士と三人で因野さんを囲み、「因野さん、この検査をしないとごはんが始まりませんよ。なんとか頑張って」と繰り返し説明しました。因野さんのそわそわした様子は収まる気配がなく、ますます落ち着きがなくなりました。

「そんなこともういいのよ。おとうさんはどこ？　もう帰らないといけない。帰らせて」

そう言って、椅子から立ち上がりその場を離れようとします。

因野さんを落ち着かせようと声をかけるのですが、因野さんは、「帰る。いやだ。こわい、こわい」とおびえた様子で、話も聞きません。因野さんは興奮してこわばった表情です。

私たちを押しのけて、無理やり廊下に出ようとしはじめました。

「科長呼んできてくれる？　対応する人を変えようか」

平原さんは私に言いました。

私は、スタッフステーションに科長を呼びに行きました。

「科長！　助けてほしいです。因野さんが帰ろうとするんです」

科長は私の様子を見て、すぐに病室に向かいました。因野さんの部屋に入ると、科長は因野さんのもとに近寄り話すでもなく、なぜかすこし離れた場所で様子を見ていました。平原さんから因野さんのことを聞いて状況を把握した科長は、穏やかに言いました。

---

⑦改訂水飲みテスト：少量の水を使用した、簡易的な嚥下（飲み込み）のテストです。このテストで大きな問題がなければ、嚥下障害（飲み込みの障害）は強くないと言えます。

「みなさん、一度部屋から出てくれますか。因野さんと二人にさせてほしいんです。すこし時間をください。後ほど、またみなさんに声をかけますね」

（科長、一人で大丈夫かな？　因野さんこんなに興奮しているんだから、皆で力を合わせたほうがいいんじゃないかな）と思いましたが、隣にいた平原さんは「ここは科長にバトンタッチしよう」と落ち着いた様子で言いました。私たちは因野さんと科長を残し、そっと部屋の外に出ました。

一時間ほど経ちました。

因野さんの部屋のドアが静かに開き、科長が廊下に出てきました。

私はハッとして駆け寄りました。

「因野さん、穏やかになられましたよ。たぶん、水飲みテストもできると思います。新濱さん、一人ずつかかわること、座って目線を合わせること、ゆっくり話すことに配慮してみてくださいね」

半信半疑で部屋に入ると、因野さんはベッドに横になっていました。

一目で興奮が収まったことがわかりました。因野さんは穏やかで温和な表情でした。

（因野さんって、本当はこんな優しい顔だったんだ……）

因野さんは私に気づき、先に話しかけてきました。

「あぁ新濱さんだ。わたしおなか減ったんですけど、ごはん食べられますか」

科長に言われたとおり、一人で・座って目線を合わせ・ゆっくり話しました。因野さんとはとてもスムーズに意思疎通が図れました。

食事を始めるために水飲みテストが必要なことを伝えると、快諾されました。もう一度私が水飲みテストをすると、嫌がることなく実施できました。


晴れて食事が開始となり、私はその様子を観察しました。因野さんは嚥下に問題はなさそうですが、そばにいる私に気を取られ、しばしば食事が中断してしまいます。食事に集中してもらうため、因野さんの視界に入らないよう部屋の入口で見守ることにしました。すると、あれほど落ち着きがなくそわそわしていたはずの因野さんが、一人で食事を摂り、そして食事が終わったことをナースコールで知らせてくれたのです。

科長がかかわる前と後では、因野さんがまるで別人のように見えました。

それくらい因野さんは落ち着いたのです。

科長のかかわりがどんなものだったのか、とても興味がわきました。スタッフステーションに戻ると、科長に声をかけました。

「科長。どうやったんですか？　まるで魔法みたい。やり方、教えてもらいたいです！」

「特別なことはしてないですよ。良い機会ですから、今日みんなで研修会しましょうか」

その日の夕方、病棟研修会が開催されました。

科長は、電子カルテとＣＴ画像を示しながら話しはじめました。

●右前頭葉皮質下出血を起点としててんかんを発症し、全身けいれんを起こした。
●繰り返す全身けいれんは、てんかんが反復したと推測する。
●右皮質下出血は小さく、ほかの病変は明らかでない。おそらく麻痺の原因はてんかんによる「トッド麻痺」と考える。時間の経過とともに麻痺の改善が望める。
●トッド麻痺は、一般的には身体の一側に生じる可逆性の麻痺である。持続時間は二十分以内と短いことが多く、長くても三十六～四十八時間以内におさまる。
●意識障害は、てんかんによる脳全体へのダメージにより生じたと思われる。
●脳全体の機能低下と皮質下出血の影響で、高次脳機能障害の「注意障害」という状態にある。

科長の説明を聞くと、因野さんの症状がなぜ起こっているのかとてもよくわかります。因野さんは意識障害と麻痺が急激に改善したため元気そうに見えましたが、脳機能はまだ十分回復していなかったのだとわかりました。

科長は、続いて注意障害の説明を始めました。

●一つのことに注意を集中したり、多数のなかから必要なことも選んだりするのが困難になる。
●気が散り疲れやすいため、一つのことを継続するのが難しい。
●一度に複数のことに対応し難い。
●自分の周囲に気を配れず、安全に配慮できない。

「これらに配慮できれば、注意障害のある方が落ち着いて過ごせる可能性があります。新濱さんは先ほど、因野さんに対して適切なかかわり方をされたと思いますよ」

私は、因野さんとのかかわりを思い出していました。

当初は注意障害がある因野さんを大勢で取り囲み、たくさんの言葉を投げかけていました。因野さんは、多くの情報の波に溺れた状態だったんだと気づきました。興奮して落ち着かないのも無理はない。そして、私は科長の言葉を思い出しました。

「一人ずつかかわること、座って目線を合わせること、ゆっくり話すこと」

これは、注意障害患者に対する対応のポイントを、一言で伝えるアドバイスだったのだとわかりました。

病棟研修会が終わって、私は平原さんと話しながら帰りました。

「平原さん。因野さんが興奮していたとき、なんで『科長にバトンタッチしよう』って思ったんですか。科長がうまく対応できるの、知ってたんですか？」

「うん。私はあのとき、バトンタッチするほうが良いって思った。因野さんの気持ちを切り替えることが大切だったと思うんだ。同じ人がずっと対応するのが良いこともあるけど、場合によっては人を代えたほうがうまくいくこともあるしね。逆に、科長から患者さんの対応を頼まれることもあるよ。科長が若いときから、ときどき一緒に勉強会してるんだ。いろんな発見があるよ」

「看護師経験の豊富な先輩や科長でも、勉強を続けているんだな……」

今回、因野さんの対応にとても困りました。でもポイントを押さえれば、私にも適切な対応ができると感じました。私もこれから経験を重ねて、いつか後輩に適切な対応を伝えられるようになりたいと思います。

第四話

この人、頭おかしいんじゃないですか？

私の名前は川端です。高校卒業後、看護大学に進学して今の病院に就職しました。脳神経外科病棟で働いて五年目になります。

私の働いている病棟に入院していた岩城さんは、三十五歳の男性で、外資系生命保険会社の社員です。販売成績もつねに上位であり、頭脳明晰なうえ温厚な性格で、お客さんだけでなく同僚や上司からも人望の厚い方だと見舞いに来た同僚が話していました。

岩城さんは勤務中、自身が運転する車で交通事故に遭い受傷しました。顧客との待ち合わせに遅れそうになり、運転操作を誤っての事故でした。救命救急センターに搬送後、急性硬膜下血腫の開頭血腫除去術[①]が行われました。さいわい生命の危機を脱し、大きな合併症を起こさず経過しました。両側前頭葉の脳挫傷[②]を認めましたが、四肢麻痺はなく言語障害も認めていません。

術後より覚醒度も段階的に良くなり、離床も円滑に進みました。理学療法士・作業療法士によるリハビリテーションを、プログラムどおりに受けることができていました。「温厚で穏やかな様子は事故前と変わっていません」と家族が話されていました。

順調に経過する一方、ほかの入院患者とのトラブルを一度起こしていました。

四人部屋で療養中の岩城さんは、同室者が携帯電話で通話をしたことに対し、かなり強い口調で指摘したようです。同室者と激しく口論になり、居合わせた看護師が仲裁に入ってその場は収まりました。本人の希望で個室に移動してからは、同様のトラブルはありません。

ある夜、岩城さんは夜勤の担当看護師に「21時に持ってきてくださいね」と睡眠導入剤を依頼しました。

しかし、業務の都合で睡眠導入剤の持参が21時10分になりました。このとき、岩城さんは「約束は守ってよ！　あなた役に立たないね」と看護師を責めたそうです。その場で看護師に謝罪をさせ、怒りは収まったと聞きました。

この二つのエピソードを受け、カンファレンスが開催されました。

---

①**急性硬膜下血腫の開頭血腫除去術**：急性硬膜下血腫は、頭部に強い衝撃が加わり起こった頭蓋内の出血です。大きな血腫の場合、早期に血腫を除去しなければ生命にかかわります。開頭血腫除去術は命を助け、脳の機能を守るため、頭の骨を外して血腫をとる手術です。

②**脳挫傷**：頭部に強い衝撃が加わることにより、脳が傷つきダメージを受けます。傷ついた場所・程度によってさまざまな症状が生じます。

「思いもよらない事故で手術・入院となった岩城さんは、働き盛りでもありストレスを強く感じている。個室に入ったのだし、これからは落ち着くのではないか」

「温厚な性格の岩城さんが怒るのだから、よっぽど気に入らなかったのだろう。時間にかなり厳格な方なのではないか」

そのような内容が共有されていました。私は、「なんか細かい人だな」という印象を持っていました。


その日、私は岩城さんの担当をしていました。

岩城さんから、「病院内のコンビニに雑誌を買いに行きたいです。一緒に行ってくれますか？」とお願いされたので、承諾しました。13時30分に出発するという約束でした。しばらくして岩城さんの部屋に行こうとしたのですが、同時に数件のナースコールを取りました。対応に思いのほか時間がかかり、時計は13時45分を指していました。（やばい！　遅れちゃった。岩城さん、待ってるよね）と思い、急いで岩城さんの部屋に向かいました。

「岩城さんごめんなさい！　遅くなりました」

岩城さんは不満そうな顔で話します。

「30分って言ったよね？　約束守ってよ！　来れないんなら言ってきてよ」

そう強い口調で私を責めました。

明らかに不快な様子だったので、丁寧に謝罪し、他患者の対応で遅れてしまったことを伝えました。しかし、岩城さんの怒りは収まりませんでした。

「言い訳すんなよ。バカなんじゃないの？　だからあんたはダメなんだよ。トロくさいな。そんなんじゃ彼氏もできないよね」

この暴言は、個人攻撃・人格攻撃だと感じました。許せません。

「はぁ？　ふざけないで！　そこまで言われる筋合いはありません！」

とても腹が立って強く言い返しました。

すると、岩城さんは顔を真っ赤にして激高しました。

そのあと私と岩城さんは激しく口論になり、互いの罵り合いになってしまいました。

そのとき、たまたま廊下を通りかかった瑞穂主任が口論に気づき、制止してくれました。私を退席させ、岩城さんに対応してくれました。瑞穂主任が話を聞くと、ようやく岩城さんの興奮は収まったようでした。

「あの看護師には、もう会いたくないです。僕の部屋に来させないでください」と、岩城さんが話していることを瑞穂主任から聞きました。

こうして私は、岩城さんの部屋に出入り禁止になりました。

私は全然納得できませんでした。

ムカムカした気持ちで、その後の仕事が手につきませんでした。その日の勤務を何とか終えましたが、怒りが収まりません。

私は、だれかに話を聞いてもらいたいと思っていました。

病棟科長の姿が見えたので、「科長ー！　話聞いてください！」と声をかけました。科長は、「いいですよ。何かあったんですね。場所を変えましょう」と面談室に案内してくれました。

私は、科長に思いの丈をぶつけました。

「気持ちが収まらないです。わざと遅れたわけじゃないのに、あんなに責められるなんて納得いかない。時間の遅れを注意されるならまだしも、バカとかトロいとか言うなんて常識なさすぎです。彼氏ができないとか、関係なくないですか？　あいつ大っ嫌い。もう二度と担当しません」

科長は、何も言わず話を聞いていました。私は腹が立ったことを遠慮なくしゃべったので、怒りがすこしだけ収まってきました。

「ほかに感じたことがあればお聞きします。話すことはできますか？」

「はい。科長も知ってると思いますけど、岩城さんはエリート会社員で、これまで恵まれた生活を送っていたんです。周りが合わせてくれるのが当たり前で、他人への思いやりができないんです。すごく時間に厳しいんですよ。たしかにいつもは優しいから温厚とか言われてるけど、あれは仮面ですね。豹変するもん。本当に温厚ならあんなこと言わないですよ。岩城さん、頭おかしいんじゃないですかね。私、間違ってますか」

「今、岩城さんについて話されたことは事実ですか？　それともあなたが思ったことですか？」

　思いもかけない質問に驚きました。

　岩城さんに対し否定的な発言をしていたので、科長に注意されても内心仕方ないと思っていました。私は、動揺しました。

「えっ？　事実……ですよ。だってカンファレンスで話したし、皆そう言ってるもん」

「川端さんが不愉快だった気持ちは十分理解できます。私が川端さんの立場でも気持ちよくはないでしょう。でも、川端さんが自分自身の行動を正当化する目的で、岩城さんに対して決めつけをしていないか考えてもらうことはできますか」

　一瞬、「決めつけなんかしてないし！　岩城さん頭おかしいんだもん」と思いました。でも、科長が言うようにすこし冷静に考えてみました。

　たしかに、事実と思ったことを混同している気がしました。

「事実ではないかもしれません。わたし、思い込んでいるかも……」

「先ほど『頭がおかしい』と話されましたね。この部分、どうお考えですか」

私はドキッとしました。負の感情に任せて岩城さんのすべてを否定的に見ていて、まるでモンスターのように感じていたことに気づき気まずくなりました。ふと冷静になると、岩城さんの言動と脳挫傷に関係があるかもしれないと思いました。

「『頭がおかしい』は言いすぎました。でも本当に頭（脳）に異常があるってことですか。温厚な岩城さんが暴言を吐くのは頭部外傷が関係しているんでしょうか」

科長は、電子カルテを開きました。

科長は私と一緒にＭＲＩ画像を見ながら、岩城さんの症状を説明してくれました。

●脳挫傷による両側前頭葉障害により、前頭葉機能不全を生じている。
●「抑制困難症」と考えられる。衝動症：十分慎重に考慮したり、どんな意図かを明白にすることをしないまま、行動に突入する。その結果、事前に考えることなく、またそうすることで起こりうる結果を考慮することなく、行動に突入してしまう。

（立神粧子『前頭葉機能不全　その先の戦略　Rusk通院プログラムと神経心理ピラミッド』医学書院、64頁）

●「不適切な対人的行為」という状態と考えられる。
●人を思いやる能力が不十分、社会的判断力が乏しい、反感を持たせるコミュニケーションや交流をとる傾向がある、機転が利かず、社交的な意味での親愛感が十分でない、などが当てはまる。

（立神粧子『前頭葉機能不全　その先の戦略　Rusk通院プログラムと神経心理ピラミッド』医学書院、71頁）

●これらの結果、自分の思いどおりにいかなかったとき、「看護師を過度に責める・暴言を吐く」などの行為が現れたと考えられる。

「岩城さんが問題なく生活しているから、私は症状についてあまり深く考えていませんでした。強く言い返したことで、興奮させてしまったんですね」

科長の説明を聞くと、前頭葉機能不全と岩城さんの暴言は関連していたんだと思いました。

私は、そのときの心情を振り返りながら話しました。

「岩城さんとの約束時間が守れなくて焦っていました。でも仕方なく遅れたのだから、私は間違っていません。それでも謝ったのに、許してくれなかったことが本当に悔しかったんです。責められたこともすごく傷つきました。だから、これ以上責められるのは耐えられませんでした。はじめは、ただわかってほしかったんです。だから言い返したんです。その結果、岩城さんと喧嘩になったんです。あとは収拾がつかなくなりました」

自分の言葉で話してみると、私は時間を守れなかった後ろめたさを感じていて、それを指摘されたことが強い苦痛だったことに気づきました。

「遅れたのは仕方ないと思います。真摯に謝罪されたことは適切だったと思います。指摘を受けたことも、ある程度仕方なかったように思います。ただ、『間違っていない』と言い切ることにはすこし違和感があります」

科長の言葉に、私は納得できません。

「なぜですか？　間違ってないでしょ。『自分は正しい』と伝えないと自分の考えが伝わらなくないですか？　科長、変なこと言わないでくださいよ」

「そうですね。川端さんのおっしゃるとおり、自分は『間違っていない』は自分が『正しい』と確信したことです。川端さん、これは相手が『間違っている』と責めているのと同じことだと思いませんか。今回のエピソードはけっして、『正しい』『間違っている』といった問題ではないと思います。私は川端さんも、そして岩城さんも間違っていないように思いますよ。川端さんはどう感じますか」

私は、はっとしました。どこか一方的な思いこみで、岩城さんと戦ってしまったような感覚になりました。

「……そうか。どっちも間違ってはいないんだ……。私も、岩城さんも」

「お互いがこの心理状態では、川端さんと岩城さんの戦いは避けられなかったでしょう。いったん正しい・間違っているという考えから抜け出して、発想を転換できると良いですね」

私は、自分の今の気持ちを話したくなりました。

「今思えば、心のどこかで『謝れば許してもらえる』という気持ちでいました。それだけじゃなく、私の忙しさを労ってほしいとすら思っていました。それを期待していたのに、暴言を吐かれて裏切られた気持ちになりました。だから言い返したんです。けど、岩城さんは約束を破られたうえに責められたと思ったでしょうね。まして、岩城さんは前頭葉機能不全で暴言を吐きやすい状態だった。かかわり方によっては、暴言は避けられたかもしれませんよね。もう一度、すこし一人で振り返ってみます。患者さんとは良い関係でいたいですもん」

科長と話しはじめたときの、悲しさ・悔しさ・怒りの入り混じった不快な感情は、今はもうありませんでした。納得できない部分はあるけど、不思議と気持ちは穏やかでした。だいぶ冷静に、自分と岩城さんについて考えることができたかなと思いました。
「またお話ししましょう。川端さん、話してくださってありがとうございました」

その後の入院期間中、私は岩城さんに直接かかわることはできませんでした。出入り禁止と言われたことは、まだ心に引っかかっていました。廊下で岩城さんを見かけても、避けるようにしていました。

でも、ほかの患者の暴言の場面に立ち会っても、感情に任せて言い返すことはなくなりました。怒りで応じなくていいんだと思えるようになりました。それでも対応に困ったとき、自分の感情が揺れ動いたときには科長や同僚に助けを求めるようにしました。患者さんに一人で対応しなくていいんだ、と気持ちが切り替わりました。今では、対応がうまくいったときもそうでないときも、患者さんとのかかわりを振り返るようにしています。

数カ月後、岩城さんが突然私の病棟に来られて驚きました。
回復期リハビリテーション病院から退院し、元気になった姿を見せに来てくれました。

「川端さん、あのときはつらく当たってすみませんでした。数カ月リハビリを受けて、感情の抑えが効くようになりました。仕事への復帰もできそうです。入院中は本当にお世話になりました」

とても穏やかに会話ができ、高次脳機能障害の改善が感じられました。私はこのときはじめて、岩城さんの目を見て話せました。

今回の経験を通じて、戦う必要がないという「発想の転換」ができたかなと思います。

第五話

すこしはやる気出しませんか？

私の名前は瑞穂です。四十歳になります。外科・循環器内科を経て脳神経外科病棟に異動となり、同時に主任に昇進しました。

脳神経疾患患者さんは、後遺症が残りやすく社会復帰も簡単ではないですが、そのぶん看護師の介入できる部分が多いと感じています。病棟が変わっても、看護師に大切なことは同じです。

私は、良いケアを提供するには看護師の協力体制が重要だと思うので、普段から皆の意見を大切にして仕事をするよう心がけています。慣れない管理職の仕事に戸惑うことも多いですが、皆に支えられて仕事をしています。

なかでも、土堂先輩が同じ病棟にいてくれるのが心強いです。土堂先輩は、私が新人のときからずっとお世話になっている方です。竹を割ったような性格で、何でも白黒はっきりさせたい熱い人です。後輩の面倒見がよく世話好きで、姉御肌の素敵な先輩です。私は、また一緒に仕事ができるようになってうれしく思っています。

原田さんは三十五歳の女性で、夫との二人家族でした。原田さんは看護師です。

夜勤明けの休日、いつもは早く起床する原田さんが起きてこないため、夫が声をかけに行くとベッドで動けなくなっていました。

すぐに救命救急センターに搬送され、精密検査が行われました。搬送時、原田さんには右片麻痺・失語症①・右半側空間失認②がありました。ＭＲＩ撮影により、左中大脳動脈領域の脳梗塞③が判明しました。すぐにrt-PA（組織プラスミノーゲンアクチベータ：急性期血栓溶解薬）④が投与され、続いて血管内治療による急性期血行再建術⑤が行われました。

発症から治療開始までの時間が短かったこともあり、治療は功を奏しました。

---

①失語症：言語機能には、「読む・聞く・話す・書く」があります。程度の違いはありますが、この言語機能全般が低下した状態です。

②右半側空間失認：脳障害により、右側全体の空間の認知ができなくなる状態です。

③中大脳動脈領域の脳梗塞：中大脳動脈は大脳の広い範囲への血液供給を行う血管です。この重要な血管が詰まった状態です。

④rt-PA（組織プラスミノーゲンアクチベータ：急性期血栓溶解薬）：脳梗塞は血栓（血の塊）によって起こります。この薬を点滴投与することにより、血栓を溶かして脳への血流を再開することが期待できます。さまざまな副作用・合併症が起こることがあるので、投与のルールが厳格に定められています。脳卒中発症から、四時間三十分以内でないと投与できません。

⑤急性期血行再建術：おもに足の付け根から動脈を刺し、カテーテルという管を脳血管まで進めます。その後、詰まった血栓を回収するという緊急手術です。

失語・右半側空間失認は完全に消失し、軽度の右片麻痺（ブルンストロームステージ上肢Ⅵ、下肢Ⅵ、手指Ⅴ）[6]以外の後遺症はありません。手術翌日のＭＲＩ検査では、微小な脳梗塞はありますが閉塞していた血管は無事再開通していました。

原田さんはここ数年、職場での人間関係のストレスと不妊の悩みから過食気味になっていたそうです。体重増加による容姿を気にして過度なダイエットをしていたうえ、お酒とタバコの量が増えていました。医師からは「生活習慣が若年性脳梗塞の原因である可能性が高いです」と、説明がありました。

脳神経外科病棟に入院となり、看護師への復職を目指して積極的なリハビリテーションと生活習慣改善に取り組むことになりました。

原田さんは穏やかでおっとりとした雰囲気です。病棟の看護師ともすぐに打ち解けました。私はなにげない会話から、「原田さんは患者さんに優しい看護師なんだろうな」と感じる機会がたびたびありました。今後も看護師として活躍してほしいと、同職種として復職を応援したい気持ちになりました。

原田さんは、リハビリテーションと生活習慣改善に前向きです。右手の麻痺もすこしずつ改善し、徐々に細かい作業もできるようになっていました。また、後遺症を見極めるために各種の高次脳機能検査が行われました。この結果、原田さんの脳機能は正常範囲内であることがわかりました。

入院から二週間後、主治医・理学療法士・作業療法士・言語聴覚士は、近い将来看護師の仕事ができると判断しました。ただし、右手指のリハビリ継続と体調を整える必要性から、復職を焦る必要はないという見解で一致しました。

ある朝、原田さんの部屋に行くと、午前9時を過ぎているのに原田さんは布団を被って寝ています。

「原田さん、おはようございます。体調が優れませんか？」

「うん……。大丈夫」

そう言いますが、ベッドから出ようとしません。

「何かあったら声かけてくださいね」

---

⑥ブルンストロームステージ上肢Ⅵ、下肢Ⅵ、手指Ⅴ：ブルンストロームステージは脳卒中による麻痺が回復していく経過を示したスケール（ものさし）です。麻痺の程度を数値化しています。この場合、歩くことはほとんど問題なく、腕も日常生活に困らない程度の麻痺です。手指がスムーズに使えず、細かい作業に難渋すると言えます。

元気のない原田さんが気になりましたが、そう伝えてその場を離れました。

すこし経って、担当の理学療法士が病室を訪れました。理学療法士に声をかけられた原田さんは素早くベッドから起き、いつもどおりリハビリができました。私は、「体調が悪いわけではなかったんだな」と思い安心しました。

翌日、脳外科医師の回診に同行しました。原田さんは凛々しい顔で、医師の質問にはきはき答えます。

その後しばらくして私が検温に行くと、原田さんは横になっていました。声をかけると、無言で腕を出し血圧測定に協力するのですが、余計なことは話したくないといった雰囲気です。以前は会話に応じていたのに、今は返事もぶっきらぼうで最低限の質問に答えるだけです。

様子が変だと思い、スタッフステーションに戻ると看護師間で情報を共有しました。話を聞くと原田さんはやはり活動性にムラがあり、やる気が出ないことがあるようです。また、イライラしてタバコを吸おうとしたり、売店で甘いものを買おうとしたりすることもありました。原田さんのバイタルサインや血液データなどに異常はなく、合併症や脳卒中の悪化は考え難い状況です。

そこで私は主治医、担当の理学療法士・作業療法士・言語聴覚士にそれぞれ声をかけ、原田さんの様子を聞きました。

「原田さんがやる気のない様子は見たことがない」

そう口を揃えます。作業療法士は言いました。

「脳卒中の影響があるかもしれません。原田さんの活気のなさが続くようなら、教えてくれますか？」

私は看護師カンファレンスを開き、原田さんのやる気のなさを他職種は知らなかったと伝えました。

「なんか先生と私たちでは、態度違いませんか」

「そうそう。私、無視されました！　感じ悪かったですね」

これを聞いて病棟のご意見番、土堂先輩が声を上げました。

「私たちだけにやる気のなさを見せるのってどうなの！　ナースを舐めているんじゃないの。瑞穂主任、どう思います？」

土堂先輩は怒っているようです。

「原田さんの態度は気になりますよね。そういえば、作業療法士が『脳卒中の影響もあるかもしれない』と言ってましたよ」

「でも主任、原田さんは脳機能検査も問題なしですよね。看護師として復職するんなら、やる気出したほうが良くない？　皆もそう思うよね！」

「入院でせっかく生活習慣が改善したのに、退院したらまた元に戻る可能性があるかも」

「そうなったら、看護師としてちょっとねぇ」

周りの看護師からはそんな声が上がりました。

私は皆の話に同意し、「そうだね、そのとおりかもしれないね」と言いました。

話し合いの最後、土堂先輩は「原田さんは復職と妊活するなら、今が踏ん張りどきだよ。やる気が続くよう、私たちが後押ししよう！」と、まとめました。


翌日から、看護師皆で原田さんが規則正しく生活できるようはたらきかけました。

それでも原田さんはときどき、やる気が出ずリハビリを休もうとすることがありました。今度は私たちも簡単にはあきらめず、積極的に声をかけました。

この結果原田さんは、ベッドから離れて過ごすようになりました。私たちは、原田さんのやる気スイッチが入ったと思い安心しました。

数日経ったころ、私は土堂先輩から報告を受けました。

やる気を見せていた原田さんが、リハビリを休みたいと言ったようです。土堂先輩が、「原田さん。看護師として復帰するんだよね。すこしはやる気出しませんか？」と伝えると、原田さんは布団を被って返事をしなくなったそうです。これ以降原田さんは一切のリハビリを拒否し、食事以外は眠って過ごすようになってしまいました。

このやり取りを見た作業療法士は、私に「失礼ですけど、看護師はなぜ原田さんに冷たく当たるのですか？」と言いました。

眠っている原田さんの様子を見た夫は私に、「病気になって、まるで別人みたいに大人しいんですけど、性格が変わるなんてことありますか？」と言いました。夫によると原田さんはとても活動的で、じっとしているのが嫌いなタイプだったようです。

私はこの状況に困惑し、看護師数名に相談しました。皆で、あまり原田さんに無理させないほうが良い、原田さんに気持ちを直接聞いてみたほうが良い、などと話していると、そばにいた土堂先輩が会話に入ってきました。

「それってさぁ、『脳卒中後うつ』じゃない？　早めに対応したほうが良いよね。抗うつ薬処方したほうが良いか、主治医に報告しよう」

土堂先輩の提案で、主治医に抗うつ薬の使用を検討してもらうことになりました。

何かモヤモヤした気持ちでいると、病棟科長の姿が見えました。

「原田さんの様子がどうも変なんです。相談してもいいですか？」

「もちろん、ぜひ聞かせてください」

私たちは面談室へ移動しました。


私は、これまでの経緯を科長に詳しく伝えました。

「そうですね。『脳卒中後うつ』の可能性は否定できませんが、すぐに投薬はすこし焦りすぎではないですか」

「やっぱりそうですか。でも皆が考えてくれたことなんです。原田さんのやる気がないのは事実ですし、皆が言うように主治医に相談してみてもいいかなと思います」

「なるほど、『皆』で考えて出した案なのはよくわかりましたよ。では、瑞穂さんはどう思うのか聞かせてくれますか？」

私は科長の予想外の質問に驚きました。

「えっ？　私ですか……。皆がくれた意見と同じです。原田さんが早く良くなるのなら、内服も一つの選択肢かなと……」

「わかりました。ただお話を伺った限り、かなり早まった決定のように感じます。焦らずいったん落ち着いて、一緒に考えてみませんか」

科長はカルテを開き、あらためて話しはじめました。

●原田さんの脳梗塞は最小限にとどまったが、一時は片麻痺・失語・右半側空間失認が起こるほどの脳虚血があった。
●現在も脳機能が低下している可能性が高く、入院生活を過ごすだけでも脳に強い負担がかかる。おそらくこのとき原田さんは気を張って脳をフル活動させており、大変な疲労があったと予想される。
●原田さんは「無気力症」の可能性がある。
●無気力症の人は他人から次のように誤解されて見えてしまう。エネルギーがない、興味がない、動機がない、退屈だ、うんざりして異常なほど眠そうで、情緒的にも身体的にも気力がない、何かにとらわれているよう、元気がない、自尊心が傷つけられているよう、受け身、関心が低い、人に共感できない、怠け者、知的でない、など。その結果、無気力症の患者は、社会的に孤立する。

（立神粧子『前頭葉機能不全 その先の戦略 Rusk通院プログラムと神経心理ピラミッド』医学書院、85頁）

●原田さんは神経疲労を起こしやすい状態であり、緊張を強いられる場面では、その状態がより顕著になっていた可能性がある。

科長の説明を聞き、原田さんの脳はまだ回復途中なのだとわかりました。

作業療法士が「脳卒中の影響があるかもしれません」と言っていたことを思い出しました。

「原田さんはただやる気がなくなったのではなく、脳が疲れやすかったということですか？」

「疲れやすさに目を向けず活動を促した結果、原田さんは神経疲労を起こしたのでしょう」

「それじゃ、皆が悪いみたいじゃないですか。活動を促したのは、原田さんのこれからを思ってのことです。皆の優しさですよ」

「瑞穂さん。それは本当に優しさでしょうか。多くの看護師が揃って活動を促し、休めなくなった原田さんはどう感じたでしょうか」

「あのとき、私はしばらく様子を見ても良いと思いました。でも、話がそうまとまって……」

「そうだったんですね。瑞穂さんには、みんなとは違った考えがあったのですね」

「まあ……」

「でも、言わなかった。それはなぜですか」

私は自分が責められた気持ちになりました。

「それは……、私は皆の意見を大切にしたいんです。とくに経験豊富な土堂先輩に対して、私が意見なんてできません。たとえ言っても、聞いてくれるはずがありませんよ」

「そうでしょうか。一度も意見していないのに、なぜわかるのですか。瑞穂さんの考えを伝えてみませんか」科長はそう言います。私は、そんなことできるわけないと思いました。

「私の意見なんて意味ないです」

「みんなが、あなたの意見を聞いてくれないと思っているのですね。でも、医師に報告する前に私に相談しようと思ったのは、瑞穂さんに何か違和感があったからではないですか？　瑞穂さんの考えがあったからこそ、私に言いたかったのではないですか」

私は動揺していました。

「言ったじゃないですか……。私の意見よりも、皆の意見を大切にしたいんです」

「瑞穂さんは、『皆の意見が大切』と繰り返しおっしゃいますね。私には、『皆が決めたことだから、自分は知らない』と言っているように聞こえます。言えなかったのではなく、言わなかったのではないですか？」

私は「うっ……」と言葉に詰まり、涙がこみあげてくるのを感じました。もう科長の顔を見ることができませんでした。下を向いたまま、自分の手を見つめていました。

「意見を言おうとすると手がすくんで、動悸が早くなって言えなくなるんです。何か言って、皆に嫌われたくなかったんです……」

声を絞り出しました。

「話してくださって、ありがとうございます」

「主任になってから皆の目が気になって仕方ないんです。もし皆に責められたらどうしよう、嫌われたらどうしようって……。自分の意見が言えないなんて、主任として失格ですね……」

「他者に意見するということは、たしかに勇気がいることですね。しかし、いくら主張が強い人がいても、大勢とあなたの意見が違っても、『私』が主張しなければならない場面はあります。それが、人と自分に誠実なことだと思いますよ。私は、さまざまな人が言葉を交わすことで多様性が生まれ、良いケアにつながると考えています。だからこそ、私たちは声を上げなければならないと思います」

科長は穏やかに、でもはっきり言いました。

しばらく静かな時間が過ぎ、科長が口を開きました。

「原田さんの元気がない様子に気づいたのは、看護師でしたよね。こころを許せる看護師の前では、原田さんはリラックスできていたとは考えられませんか？」

私は科長の言葉を聞き、原田さんの置かれていた状況がようやくわかった気がしました。

「私は自分の気づきを大切にしてなかったかもしれません」

「活動的でない様子をやる気がないとするか、エネルギーを蓄えていると考えるかでかかわりが変わりますよね。今一度、医療チームみんなで対応を考えませんか？」

関係職種すべてが参加し、カンファレンスが開催されました。

今回の原田さんのケースを話し合うと、私は一人ひとりが見ている景色は大きく違うのだと感じました。カンファレンスの結果、「①精神的・心的エネルギー維持と、機能回復・生活習慣改善の両立を目指すこと、②リハビリ以外では、心身の休息に努めること、③神経疲労が起こる前に、短い休憩をとること」という三点に配慮し、療養を続けることになりました。

私は、原田さんと夫に方針を伝えました。

原田さんは、その後数日間は横になって過ごしましたが、ふたたび活気を取り戻しリハビリができるようになりました。昼寝をするなど適切な心身の休息をとることで、神経疲労状態になることが少なくなりました。疲労が蓄積したときには、原田さんはみずから「疲れました。すこし休みます」と言えるようになりました。しだいに原田さんの活動時間は延び、笑顔も増えました。入院期間はすこし長くなりましたが、無事自宅に退院することができました。

入院中、原田さんに抗うつ薬が処方されることはありませんでした。

今回私は原田さんとのかかわりで、自分が嫌われるのを恐れていたことにはじめて気づきました。

振り返ると主任になってからではなく、昔からずっと人に意見するのが怖かったように思います。だからすこしくらい納得していなくても、「そうですね」と同意していました。

私は人との軋轢を避けることばかり考え、何も意見しないようにしていました。それどころか、「そうですね」と同意することで人間関係がうまくいくとすら思っていました。

でもそれは、相手にも自分にも誠実じゃないことだと感じました。

もし、次に他人と意見が食い違ったときには、勇気を出して自分の意見を言えるようになりたいです。そのためにも、私自身の心のエネルギーが枯渇してはいけないと思いました。

第六話

反応がないなんて耐えられない

僕は小浜、二十二歳です。

高校生のときに家族が急病で倒れたのですが、そこで出会った看護師さんに影響を受けて進路を決めました。動揺している僕に看護師さんが声をかけてくれ、とても安心したのを覚えています。

看護学校で勉強・実習をするうち脳神経看護を学びたくなり、脳神経外科病棟を希望して就職しました。看護学校では脳卒中は良くならないと聞いていましたが、実際受け持つ患者さんは違いました。医師や看護師・療法士などの医療スタッフのかかわりによって、良くなることもあります。介入次第では、麻痺や意識障害も軽くなるのを知りました。

僕はまだ二年目で頼りないし得意なこともないけど、人の役に立てるのがすごくうれしいです。技術も知識も、早く先輩を追い越せるよう努力しています。看護師の仕事は大変だけど、患者さんから「ありがとう」と言ってもらえるのを励みに頑張っています。

小国さんは六十歳代の女性です。夫は個人病院を経営する医師で、小国さんは娘とともに医院の仕事をされていました。僕は何度も受診したことがある医院なので、小国さんとは顔見知りでした。

小国さんは自宅で仕事をしていた際、急に会話ができなくなり救急搬送されました。ＣＴ撮影により脳幹出血①が判明し、そのまま脳神経外科病棟に入院となりました。小国さんは一命をとりとめたものの、意識障害があり（ＪＣＳ-30②）、強度の四肢麻痺でした。

脳外科医師から家族には、「とても厳しい状態です。寝たきりになる可能性が高いでしょう」と説明がありました。夫・娘は、状況をよく理解されていました。

僕は小さいころから医院でお世話になっていました。何か恩返しができればと思い、受け持ち看護師になりました。

それから僕は、毎日小国さんにかかわりました。

口腔ケア・清拭・特殊浴、体位変換や関節可動域（ＲＯＭ）訓練、考えられるすべてのケアを行いました。意識が回復することを願い、絶えず声かけをしました。娘さんに、小国さんの好

---

①**脳幹出血**：脳幹には呼吸・循環などの生命維持をつかさどる役割があります。発症すると頭痛や吐き気などの症状が現れ、出血量が多い場合には意識消失などが起こります。脳出血のなかでも、重篤な経過をたどることが多い疾患です。

②**ＪＣＳ-30**：Japan Coma Scaleの略です。ＪＣＳは、意識レベル評価のスケール（ものさし）です。ＪＣＳ-30は「痛み刺激を加えつつ、呼びかけを繰り返すとかろうじて開眼する」を指し、強い意識障害がある状態です。

きだったCDを持ってきてもらい流しました。習ったばかりの呼吸リハビリテーションもやりました。

僕は、毎日一生懸命ケアをしました。

小国さんは時折すこしだけ目を開けるのですが、すぐ閉じてしまいます。娘さんは毎日面会に来ていましたが、「小浜さん、母はどうやっても良くならないのでしょうか。母が元気になってくれないと困るんです。母にしかわからない仕事のこともありますし、また一緒に旅行にも出かけたいんです。何かもっと、やってもらえることはないでしょうか。みなさんが良くしてくださっているのに、ごめんなさい……」と、涙声で言います。僕はいたたまれない気持ちになりました。同時に無力感を覚えました。

「僕が未熟だから、小国さんが良くならないのかも……」

でも、今できることをやるしかありません。小国さんの返事が聞けるよう、ケアをあきらめず続けようと思いました。看護師数名で何とか車いすに移乗すると、小国さんは目を見開きます。僕は、「ひょっとして、目が覚めてきた？」と思いました。しかし、しばらくするとまた目を閉じてしまいます。

小国さんは意識障害・四肢麻痺なうえに、肥満体形でとても手がかかります。僕は持病の腰痛がひどくなるし、相変わらず呼びかけても返事はないし、毎日受け持つのはすこししんどい気がしていました。

ある日、黒川先輩と小国さんの体位変換をしていました。黒川先輩は、いつも僕を気にかけてくれています。この日も先輩から声をかけてくれ、一緒にケアを行っていました。

「小国さん、このまま寝たきり決定だろうね」

いきなり先輩が切り出しました。

「先輩、そんなのまだわからないですよ」

先輩から突然投げられた言葉に、そう遠慮がちに返事しました。

「いくらかかわってもぜんぜん反応出てこないし。これが限界だろうね。小浜くんも、小国さんのケアはほどほどにしたほうがいいんじゃない？」

患者の前で心ないことを言う先輩に、僕はムッとしました。

「先輩。それは……。小国さんに聞こえますよ」

「わかるわけないでしょ。この意識レベルだよ」

「そうですけど、意識障害でも必ず声かけをって、先輩いつも……」

「えっ？　どういうこと？　小浜くんが大変だろうから手伝ってあげてるのに。看護師だって人間なんだから、できないときくらいあるよ！　男だからってみんなに優しくされて、ちょっと調子に乗ってんじゃないの?」

先輩はそう言い、不機嫌になりました。僕は侮辱されたと思いましたが、「す……すみません……」というのがやっとでした。


この一件から、黒川先輩と気まずくなってしまいました。

これまでいろいろ教えてくれていたのに、まったく声をかけられなくなりました。僕が挨拶をしてもそっけない態度です。僕は、「仕事やりにくくなってしまったな……」と思いました。


その日はとても忙しい一日でした。

手術や検査が重なりそのうえ病欠者がでて、皆の仕事量が増えていました。てんやわんやの状況のなか、理不尽なクレーマーの対応にも迫られ、病棟の皆がピリピリしていました。僕も、「できるだけ一人で自分の仕事をこなさなければ」と気持ちが焦っていました。

今日も変わらず小国さんの受け持ちです。反応のない小国さんを見ると気が滅入りますが、僕は小国さんの関節可動域訓練を始めました。遠くでバタバタと誰かが走っている音が聞こえ、何かざわついているようでしたが、僕は自分の仕事を続けました。

しばらくして突然、黒川先輩が怖い顔で部屋に入ってきました。

「小浜くん！　今それどころじゃないでしょ。優先順位を考えて仕事して！」と大きな声で言います。僕がとっさのことに驚き、あっけにとられていると「反応鈍いなぁ」と言い残し、バン！　と乱暴にドアを閉めて去っていきました。

小国さんの腕を持ったまま、僕は呆然と立ち尽くしていました。

看護師の仕事ってこれが現実なのか。

こんな仕事もう耐えられない。

僕は何の役にも立たないし、自分はここに必要ないんだと思いました。

手に強く力がはいり、小国さんの腕に指が食い込みました。

「こんなに頑張ったって、意味がない」

小国さんの腕をベッドに放り投げるように落としました。

その瞬間、（しまった！　手荒に扱った……）

ハッとして、小国さんの顔を見ました。

小国さんの目は開いていました。視線が合いました。

「小国さん、わかっているんだ」僕は直感しました。

僕にはその顔が、とても悲しい顔に見えました。

目で何かを訴えているように感じました。

恥ずかしいような、情けないような何とも言えない気持ちで、その場にいることができませんでした。もう小国さんを見ることができず、手早く体位を整え逃げるように部屋を後にしました。

それから、目の前の仕事を何とかこなしました。

どこか身が入らないまま、勤務がやっと終わりました。小国さんのあの顔が頭にちらついて、離れません。

僕は意を決し、病棟科長に声をかけました。

科長はまだ仕事が立て込んでいるようでしたが、僕の顔を見て様子を察し「小浜くん、すこし話そうか。場所を変えよう」と言い、面談室に移動しました。

「科長、限界です。自分はなんの役にも立たないし、先輩には冷たく当たられるし、こんな気持ちではもう仕事を続けられません」

きっと声が震えていたと思います。

「いろいろあったんだね。よかったら話してみて」と科長は優しく言います。僕は自分を取り巻く最近の状況と、看護師の仕事に望みが持てないことを打ち明けました。科長は、「そうか。それは苦しい状況だね」と理解を示してくれているようです。僕は続けました。

「患者さんからの反応がないことが、こんなにつらいとは思わなかったんです」

「患者さんから反応がないことは、小浜くんにとって苦しいことなんだね。そんなに相手の反応が気になる?」

科長は変なこと言うなと思いました。

「え? 当たり前でしょう。だって反応がないと、自分のかかわりがいいのか悪いのかわからないです。すこしなら辛抱できますけど、ずっと反応がないなんて耐えられません。僕は、患者さんからいつか、ありがとうと言ってもらえるように頑張っています」

科長は、「そうなんだね」とぽつりと言います。

「小国さんがぜんぜん良くならないって心が折れそうになった矢先、先輩の冷たい対応を見てしまいました。自分だけいくら頑張っても周りの人がこれじゃ、世の中良くなるわけないです。絶望を感じます」

科長は二・三回頷いて、「そんなに思いつめなくてもいいんじゃないかな」と、あいまいな返事をします。

「僕は、人一倍努力しているつもりです。今は半人前だけど、技術も知識も早く身につけて先輩を見返したいんです。負けたくありません」

「なるほど。先輩以上の看護師になりたいってことかな」

「もちろんです」

「それは、すこし苦しい考え方かもしれないね」

僕は、話を逸らされたような気がして、

「科長！　科長にもお願いしたいことがあります。あんな心ないことを言う黒川先輩、看護師に相応しくないと思わないんですか。上司としてどう思ってるんですか。厳しく指導してくださいよ！」

そう強く言いました。

科長は顔色一つ変えませんが、「そう思うんだね」と言いました。

やっと科長もわかってくれたと思いました。ところが、「黒川さんは、どうしてそんな心ないことを言わなければならなかったんだろう」と言うのです。僕は、科長が黒川さんに理解を示しているようで不愉快でした。

「言いにくいですけど、黒川先輩は自分のことしか考えていません。患者さんのことなんてもうどうでもよくって、業務をこなすことだけで満足なんです」

科長は何も言わず聞いていました。

「そうです！　看護より業務を優先しているんです。そのうえ、ベテランのくせにいつもイライラして、ぜんぜん余裕がないんです。同僚に八つ当たりするだけならまだしも、反応のない患者さんに冷たくするなんて……許せません！」

そう言った瞬間、僕の頭は真っ白になりました。


長い沈黙が流れました。


僕は声を絞り出しました。

「それなのに、僕は……ぼくは今日、小国さんを手荒に扱ってしまったんです……。僕は看護師失格です」

思わず涙が溢れました。科長は、僕の目をまっすぐ見て聞いています。

「小浜くん。精いっぱい、頑張っているんだね」

そう穏やかな様子で言います。

「小国さんを手荒に扱ったこと、悔やんでいるんでしょう？　本当は、今回それが一番つらくて引っかかっているんじゃない？」

科長の指摘が胸に刺さりました。小国さんの悲しい表情を思い出しました。次の言葉が出てきません。

科長は、ゆっくり続けます。

「『ありがとう』って言われると、うれしいよね。でも、ありがとうと言われることが目的になるのはどうだろう。それより、自分は『誰かの役に立てている』と思えないかな。私は、それがやりがいにつながると考えているよ」

僕はなんとか、「……はい」と答えました。

いろんなことが頭のなかを駆け巡ります。僕が看護師になったのは、人に感謝される仕事をしたかったからです。そのために、がむしゃらに努力してきました。それなのに、自分が小国さんを手荒に扱ったことが本当にショックでした。黒川先輩と自分に、何ら変わりがないことに愕然としました。黒川先輩に嫌悪感を覚えたのは、自分の心の闇を見るような気がしたからではないか。なぜ僕は、いっぱいいっぱいなんだろうか。どうしてこんなに余裕がないのか。僕の努力は誰かの反応を引き出すための、誰かに認めてもらうためのものだったのか。わからない……。

「小浜くん……小浜くん……。大丈夫?」科長の優しい声で我に返りました。

「もし、言い過ぎたなら申し訳なく思う。でもこのまま、小浜くんが看護師の仕事を嫌いになってしまうのではないか心配だよ。一生懸命なのはよくわかるから、まずは『自分が楽しい』と思える仕事をしてみてはどうかな」

科長と別れて、家路につきました。

僕は今まで、自分の仕事に対する姿勢をこんなに真剣に考えたことはありませんでした。人の役に立ちたいと言いながら、じつは自分のことしか考えていなかったのかもしれないと思いました。まだ、すっきりとはしていません。ただ、今までとは違う角度から物事を考えてみようかなと思いました。

明日、小国さんの目を見て謝ります。

たとえ反応がなくても、僕は小国さんの役に立てていると思える仕事がしたいです。

第七話

私が悪いんだ。我慢しよう

私の名前は村上です。二十七歳です。脳神経外科病棟に配属され、六年になりました。新人指導担当と認知症ケア委員会の委員をやっています。経験年数が増えると役割も増える一方ですが、人と接する看護師の仕事は楽しいです。仕事のストレスは、趣味のスキューバダイビングや旅行で発散しています。

職場のみんなとも楽しく仕事したいので、職種を問わず交流を持っています。よく医師からも「飲みに行こう」と声をかけられます。私は患者さんから、親しみを感じてもらえるような看護師でいたいと思っています。職場の同僚や患者さんからは、「いつも元気で、社交的だね」と言われます。

瀬戸さんは四十七歳の男性です。妻と二人の子どもの四人家族でした。仕事中に左下肢の麻痺に気づき、救急車を呼びました。ＭＲＩを撮影すると、右前大脳動脈領域①の脳梗塞が判明しました。心原性脳塞栓症②が疑われました。既往に不整脈があったのですが、若いから問題ないだろうと放置していたようです。

発症から一時間程度しか経っておらず、rt-PA（組織プラスミノーゲンアクチベータ③）という急性期血栓溶解療法が実施されました。治療は効果があり、麻痺は大きく改善しました（左ブルンストロームステージ上肢Ⅵ・下肢Ⅴ・手指Ⅵ④）。左下肢には麻痺が残ったため、脳卒中再発予防の治療とともにリハビリテーションをすることになりました。いずれ元の生活に戻ることができそうです。

瀬戸さんは自動車メーカーの販売員をされています。面会に来られた友人の話では、穏やかで真面目な仕事態度から同僚からは慕われ、お客さんの評判も良いそうです。たしかに瀬戸さんからは優しい印象を受けます。さらに見た目もかっこよくて、ダンディな雰囲気です。看護師間でも、「瀬戸さん素敵だよね」と話題になっていました。

---

①前大脳動脈領域：前大脳動脈は、おもに脳の前頭葉・頭頂葉に血液を供給する動脈です。

②心原性脳塞栓症：心臓にできた血栓が血流に乗って脳まで到達し、血管を閉塞することで起こる脳梗塞です。心房細動という病気があると、起こりやすくなります。

③rt-PA（組織プラスミノーゲンアクチベータ：急性期血栓溶解薬）：脳梗塞は血栓（血の塊）によって起こります。この薬を点滴投与することにより、血栓を溶かして脳への血流を再開することが期待できます。さまざまな副作用・合併症が起こることがあるので、投与のルールが厳格に定められています。脳卒中発症から、4時間30分以内でないと投与できません。

④ブルンストロームステージ上肢Ⅵ・下肢Ⅴ・手指Ⅵ：ブルンストロームステージは脳卒中による麻痺が回復していく経過を示したスケール（ものさし）です。麻痺の程度を数値化しています。腕・手の運動にはほとんど支障はありませんが、歩くのがスムーズにできない程度の麻痺があります。

瀬戸さんは、これまで放置していた不整脈の治療を始め、リハビリにも一生懸命取り組んでいました。検温やケアなどで訪れた看護師とよく談笑していました。瀬戸さんは物知りで話がとても面白く、人を飽きさせない魅力がありました。さらに瀬戸さんは聞き上手で、看護師のなかには、自分の身の上話を相談する人がいるくらいでした。

私は瀬戸さんの担当看護師であり、とくにかかわる機会が多かったので徐々に打ち解けていきました。瀬戸さんには心が許せる気がしていました。瀬戸さんは前向きな様子で入院生活を過ごしていました。

そんなあるとき、病室で二人きりになる場面がありました。瀬戸さんはいつになく暗い表情で、「村上さん、僕の麻痺、治ると思う?」とつぶやきました。力ない様子に、私は心が動かされました。何とか力になりたいと思い、瀬戸さんの隣に座り寄り添いました。私は顔を覗き込むようにして目線を合わせ、話を聞きました。瀬戸さんは、「家族もいるし、早く仕事に戻らないと。僕は本当に歩けるようになるんだろうか」と、不安そうに話すのです。私は、瀬戸さんの肩や麻痺側の足を優しくタッチングしながら、「麻痺が治るのか、不安なんですね」と言いました。

しばらくして瀬戸さんが私の手をとったので、優しく両手で握り返して励ましました。

すこし時間が経って瀬戸さんは、「村上さんのおかげで気持ちが落ち着いたよ。ちょっと弱気になってしまって……。また、明日からリハビリ頑張るね」と言ってくれました。

私はひと安心したと同時に、瀬戸さんとの距離が縮まったような気がしてうれしくなりました。

「瀬戸さんの営業所が自宅の近くだから、復帰したら私の家に営業に来てくださいね！　そのときは、瀬戸さんから車買わせてもらいますよ」と、自宅の住所を伝えました。瀬戸さんは、リハビリの目標ができたと喜んでくれました。

このころから、瀬戸さんの様子がすこし変わりました。

相変わらず優しい雰囲気なのですが、ボディタッチが多くなったように感じます。また顔を合わせるたび、「村上さんかわいいね」と言います。そして、「今度いつ会えるかな」とか、「彼氏はいるの？」などプライベートを聞き出すような質問が多くなりました。

そこで面会に来た妻に、「前と変わった様子がないですか？」と聞いてみました。妻は、「すこしずつ元気になっているみたいですし、変わったことはないですよ」と言います。瀬戸さんの様子が変わった気がするのは、自分の勘違いなのかなと思いました。そう言われると、ボディタッチも異常な行動というほどには思えませんでした。

ある日、私が瀬戸さんの血圧を測っていると、瀬戸さんの手が私の胸に触れました。血圧測定のときにはよくあることなので、私は気に留めませんでした。するとその直後、瀬戸さんは私の胸を明らかに触りはじめたのです。これはさすがに気のせいではありません。私は瀬戸さんの手をゆっくり静止し、「瀬戸さん、ダメですよ」と優しく諭しました。私は自分にもスキがあったのかもしれないと思い、すこし後ろめたく感じました。恥ずかしいので、ほかのスタッフには伝えませんでした。

しばらく経ったある日、瀬戸さんは自宅に帰るための試験外泊をしていました。私が夜勤をしていると、突然警察から連絡がありました。瀬戸さんを保護したというのです。

事情を聴くと、瀬戸さんが私の家に行きインターフォンを何度も鳴らしたそうです。私の父が対応すると、瀬戸さんは「村上さんに会わせてください。村上さんのことが好きなんです」と言いました。私が不在であることを伝えても、瀬戸さんは執拗に食い下がり面会を懇願し続けたのです。対応に困り果てた父が警察に通報し、瀬戸さんは保護されました。

あとでわかったのですが、瀬戸さんは何度も私にラブレターを送っていたようです。知らない男からの手紙を不審に思った父が開封し、私に知らせず捨てていました。警察の取り調べに対し、瀬戸さんは「村上さんと愛し合っている。会えば証明できる」と繰り返し言っていたそうです。

瀬戸さんは入院中ということが配慮され、厳重注意の後病院に送り返されました。翌日、病院内の医療安全課で瀬戸さんの扱いが検討され、強制退院が決定しました。瀬戸さんと妻に、三日後の退院が通告されました。

若い女性に現を抜かし、ストーカー行為を働いている夫の姿に妻はショックを受けていました。裏切られた思いが強く、今後一緒に暮らしていけるか困惑していました。

瀬戸さんと家族は、一家離散にもなりかねませんでした。


私は何かモヤモヤした気持ちでいたところ、科長から声をかけられました。

「村上さん、瀬戸さんの強制退院について話したいのですがいいですか？　不快なら、無理はしないでくださいね」

私は、瀬戸さんの振る舞いに戸惑っていました。優しくて社交的だった瀬戸さんがなぜストーカー行為をしたのか、なぜ私と恋愛関係であると言い張ったのか気になっていました。

「瀬戸さんはとても素敵な人だと思っていたのにショックです。私を恋愛対象として見ているなんて、ぜんぜん気づきませんでした。まるでストーカーみたい。男の人って怖いですね」

「瀬戸さんが豹変したように思うのですね。もし、瀬戸さんが変わったと感じた場面があれば教えてもらえますか」

思い出したのは、個室で瀬戸さんの相談に乗った日です。

「何か私の対応が悪かったんですかね……。とくにほかの患者さんと違った対応はしてないんですよ。瀬戸さんの話をゆっくり聞いて、タッチングしたくらいです。瀬戸さんには刺激が強かったんですかね？　でも変ですよね。はじめて女の人に手を握られたわけでもないでしょ」

科長は、私の話を静かにうなずいて聞いていました。

「『刺激が強かった』というのはポイントかもしれませんよ。要点をすこしまとめてみましょう」

●右前頭葉の脳梗塞により、前頭葉機能が低下していたと考えられる。
●性的逸脱行動や一連の問題行動は、「抑制困難症」「論理的思考能力の低下」「不適切な対人的行為」などの、高次脳機能障害の影響が疑われる。
●高次脳機能障害のうち、反社会的な行動（窃盗・暴言・暴力・性的逸脱行動）を引き起こす、「社会的行動障害」と考えられる。
●患者（瀬戸さん）と看護師（村上さん）は、お互いに好意を持っており親近感があった。
●瀬戸さんは、村上さんのかかわり（手を握る、タッチングなど）が引き金となり、性的逸脱行動に及んだ。

薄々気づいていたものの、科長と話すことで瀬戸さんの問題行動が起こった理由に納得しました。科長は続けます。

「以前話したことがありますが、『神経心理ピラミッド』を見ながらもう一度考えてみましょう」

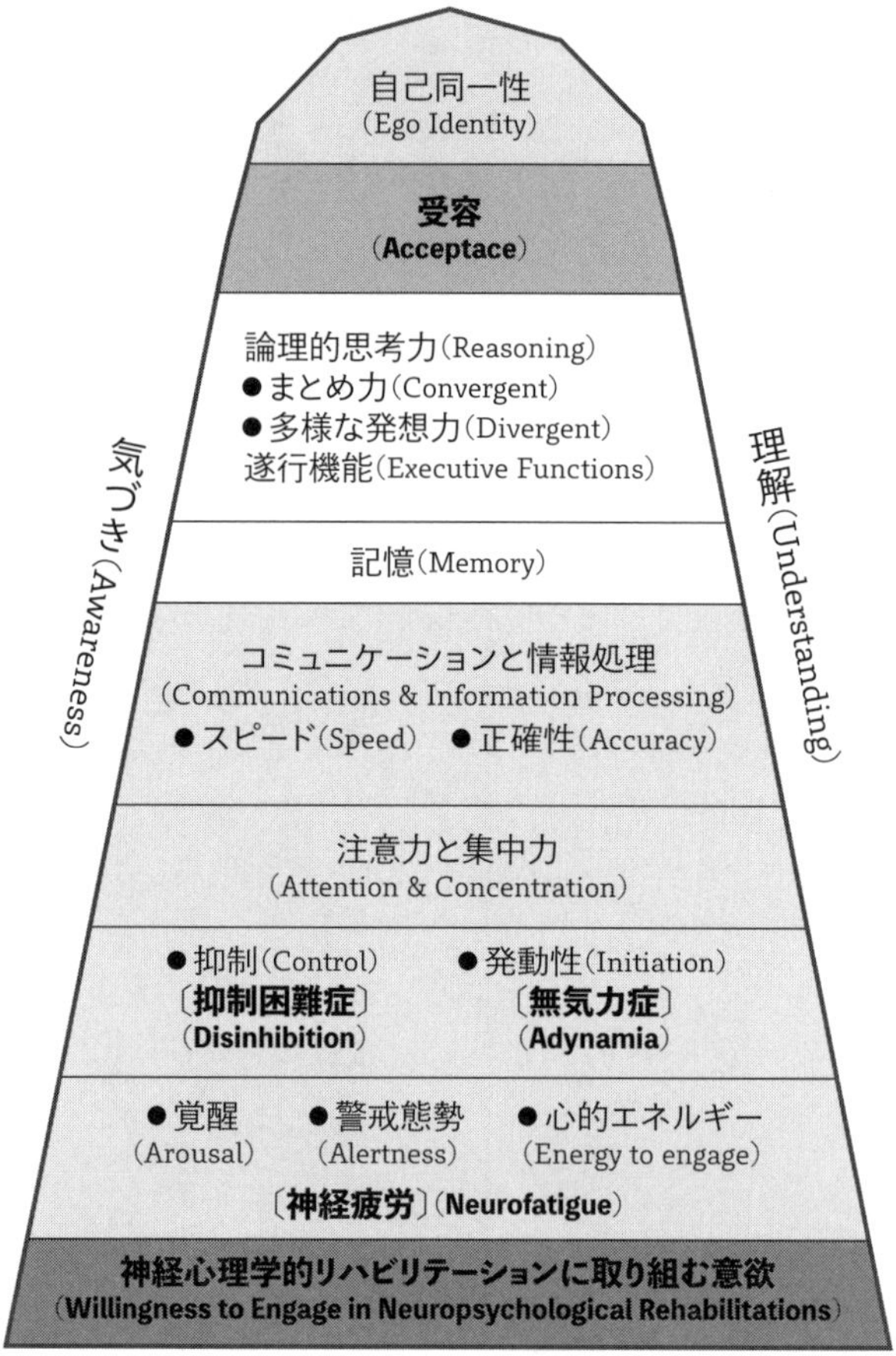

神経心理ピラミッド

(立神粧子．“神経心理ピラミッド”．前頭葉機能不全　その先の戦略：Rusk通院プログラムと神経心理ピラミッド．東京，医学書院，2010，59より転載)

●人間の認知機能には順番があり、ピラミッドの下が満たされてはじめて上の階層が充足される。
●瀬戸さんには前頭葉機能の低下があるが、記憶・コミュニケーション・情報処理・注意力と集中力などに大きな問題がなく、入院生活は成り立っていた。このため、高次脳機能障害が目立たなかった。
●瀬戸さんは自己認識が適切ではなく、病識が欠如していると考えられ、認知が歪んでいる可能性が高い。村上さんに特別な感情を持ったことで欲求の抑制ができず、前頭葉機能の低下による症状が明らかになった。

当初、瀬戸さんの脳卒中の症状は麻痺だけだと思っていました。瀬戸さんに、脳機能低下があるとは思いませんでした。

今思うと、瀬戸さんは突然豹変したわけではありませんでした。欲求の抑制が困難で対人関係能力が十分でない時期に、不用意にタッチングしたり手を握ったりしたことが、私に対する恋愛感情につながったかもしれないと思いました。

「じつはそのあと瀬戸さんに胸を触られたんです。『瀬戸さんは病気なんだし、きつく注意しなかった私が悪いんだ。我慢しよう』と思っていました。これ、瀬戸さんをエスカレートさせてますね」

「瀬戸さんの行為は犯罪であり、一般社会であれば逮捕されています。不適切な行為を肯定すれば、瀬戸さんは誤った学習をすることになります。高次脳機能障害に配慮したうえで、毅然と対応しなければならないと思います」

この後、科長は多職種ミーティングを提案しました。参加したのは、私・主治医・理学療法士・作業療法士・言語聴覚士・医療相談員・医療安全課管理者・科長です。参加者の意見が活発に交わされるなか、科長はこういいました。

- 瀬戸さんの一連の行為はセクシャルハラスメントではなく、高次脳機能障害による性的逸脱行動と考えられる。
- 他人からは見えにくく、本人も認識しにくい、高次脳機能障害の特徴的な事例である。
- 障害を見過ごし強制退院にすることは、瀬戸さんの社会復帰の道を閉ざすことになる。

参加者は科長の意見に賛成しました。強制退院は撤回され、瀬戸さんに回復期リハビリテーション病院への転院を勧めることになりました。

翌日、科長は瀬戸さんと妻の三者面談をしました。瀬戸さんは自分の行為を振り返り、深く反省していました。科長は二人に今回の出来事の経緯と、その原因を丁寧に説明しました。瀬戸さんと妻は、事情が理解できたことでお互いの思いを改めて話し合えたようで、和解ができました。離婚は寸前で回避されました。

瀬戸さんは転院まで、現在の病棟で一週間待機する必要がありました。その間、私は担当看護師を外れました。私と接することが、瀬戸さんの症状発現の引き金になる可能性があるからです。また、瀬戸さんへの対応を作業療法士と看護師で話し合いました。個室で二人きりにならないこと、タッチングは控え適度な距離感を持つこと、若年女性の担当は避けることを統一して接しました。妻も付き添いに協力してくれ、瀬戸さんは穏やかに過ごしました。その後、瀬戸さんの性的逸脱行動はなく、無事転院日を迎えることができました。

今まで自分はコミュニケーションが上手だと思っていました。とくに男性は、どんな年齢の人とでも仲良くなれる自信がありました。その一方、私は患者にセクハラを受けることがときどきあります。他人との距離が近すぎる私の言動が、セクハラを招いているかもしれないと思いました。もし不適切な行為をされたときには笑って済まさず、「ＮＯ！」というメッセージを伝えます。

第八話

指示に従えないのなら抑制しますよ！

私の名前は高辻です。今年四十五歳です。販売業の経験を経て准看護師になり、看護専門学校に進学しました。看護師経験年数は二十二年目になります。今は内科病棟で働いています。

今治さんは七十代男性です。食道静脈瘤の内視鏡検査①を目的に入院していました。以前、アテローム血栓性脳梗塞②で一度入院していたので私は今治さんと顔見知りでした。そのときは、目立った後遺症はなく退院されました。今治さんは現役の漁師で体格が良く日焼けしていて、とても七十代には見えませんでした。お酒とタバコと魚釣りが大好きで、楽しい話をよく聞かせてくれていました。私もお酒と魚釣りが好きなので、今治さんと話すのは楽しみでした。今治さんの奥さんが面会に来られ、「入院中、看護師さんに迷惑かけてないですか？　家では自分勝手にしてるから、入院がつらいようなんですよ」と話されていました。今治さんはときおり、タバコを吸いに病室を抜け出しているようでしたが、その他は病院のルールを守り入院生活を送っていました。

その日、私は深夜勤務をしていました。12時30分ごろ、今治さんが廊下を歩いている姿を見かけ、声をかけました。

「こんばんは。明日は内視鏡検査ですね」

「そうだねえ。今日は眠れないから退屈だよ。鍵も締まってるから、タバコも吸いに行けないしねえ。散歩でもするよ」

そういって苦笑いする今治さんの様子はいつもと変わりませんでした。

3時ごろに今治さんの同室患者さんがスタッフステーションに来られました。今治さんがテレビを見ていて、眩しくて眠れないという苦情でした。部屋に行ってみると、たしかに今治さんは起きてテレビを見ていました。

「今治さん、申し訳ないけどテレビ消してください。今は寝る時間ですよ」

「ああ、わかったよ」

今治さんはこちらを見ることもなく憮然と答え、テレビを消しました。私は内心、「なんだよ……態度悪いな。ルール守ってくれよ」と思いました。

---

①**食道静脈瘤の内視鏡検査**：食道静脈瘤とは、食道表層の静脈が拡張し、コブ状になったものです。おもな原因は肝硬変症です。食道静脈瘤の症状は、吐血および下血です。大きな静脈瘤など破裂の危険があると判断された場合、内視鏡での治療（内視鏡的静脈瘤結紮術、内視鏡的静脈瘤硬化療法など）を行います。

②**アテローム血栓性脳梗塞**：脳を養う太い血管は、動脈硬化によって徐々に狭くなります。そこに血の塊ができ、血管が詰まった結果生じる脳梗塞です。

その30分後、今治さんが硬い表情で廊下をふらふらと歩いていました。何かつぶやきながら病棟倉庫の扉を開いたり、ほかの病室をのぞいたりしています。今治さんに声をかけると、「なあ。タバコ吸いたいんだけど、どこで吸える?」というのです。「今治さん、今何時だと思ってるんですか。さすがにもう寝ませんか?　ここは家じゃないんですから、ほかの人のことも考えてください」と注意しました。今治さんは返事もせず、自分の部屋に戻っていきました。

その後しばらくして病棟の見回りをしていると、病棟の端でガタガタと大きな音がしています。急いで様子を見にいくと、暗闇で非常口扉を叩いている人がいます。近づくと今治さんだとわかりました。

「ちょっと!　何してるんですか。そこから出ちゃだめです」

そう注意しましたが、今治さんは私を無視して、鍵を開け病院外へ出ました。

私は急いで今治さんの手を引き、その場にとどまるよう指示しましたが、まったく聞き入れてくれません。次に私が体で行く手を阻むと、今治さんは体当たりして押しのけようとします。今治さんを逃がしてはいけないと思い、病棟内へと無理やり押し戻しました。

これにより今治さんは激高し、鋭い視線を私に向け殴りかかってきました。

拳が私の頬をかすめました。

とても腹が立ちました。

怒鳴る今治さんを羽交い絞めにし、説得を試みました。

しかし、落ち着くどころか私を払いのけようと大暴れし、さらに私を殴ったり蹴ったりしようとしたのです。

「指示に従えないのなら抑制しますよ！　いいの？　落ち着いて！」と、繰り返し伝えました。

一人では手に負えないと判断し、騒ぎを聞いて駆け付けた看護師と一緒に今治さんを無理やりストレッチャーに乗せ、観察室に搬送しました。四肢抑制し、不穏時指示の鎮静薬を点滴してやっと今治さんは落ち着きました。


夜が明けました。

私は、主治医に状況を報告しました。せん妄[3]だろうから鎮静は仕方ない、という見解でした。来院した奥さんには、今治さんが不穏になって抑制・鎮静したことを説明しました。奥さんは、「迷惑かけてすみません。主人は夜間漁に出ているので、夜はあまり眠らないんですよ。でもなんでそんなに暴れたんでしょう……。認知症になったのかしら」と戸惑っていました。

---

③せん妄：急に現れ、症状が変動する意識障害・認知障害（多彩な精神症状）を言います。身体疾患や薬剤中毒が原因で起こります。

この夜勤は心身ともに本当に疲れました。

勤務後、気分転換のため職員用レストランでコーヒーを飲んでいると、脳神経外科病棟の科長の姿が見えました。科長と私は、以前同じ病棟で同僚として仕事をしていました。

「科長～。今日はなんか冴えない夜勤だったよ。今治さんがあんなになってしまうなんて、想像できなかったよ」

「なるほど、今治さんって前に脳梗塞で入院されてましたね。話、聞かせてください」

私は夜勤での出来事を伝えました。

「ずっと気のいいおじさんだと思ってた。数日間の入院だし、大したストレスでもないと思うんだけどね。すごい暴れちゃって、アレは抑制も仕方ないね」

「高辻さん、今治さんからの暴力を受けて相当不愉快ですよね。怖かったでしょう」

静かに話を聞いていた科長が言いました。私はあっけにとられてしまいました。科長も主治医のように私の行為を肯定するか、逆に患者へ行った抑制を注意するか、どちらかだと思っていたからです。

臨床では患者の暴力はよくあることです。たしかに不愉快だったけど、怖くはなかった。

「別に怖くないよ。暴力を受けても、腕力で患者に負けることはないしね。暴れて手に負えない患者は、だいたい男の私が取り押さえることが多いよ。科長も男だから頼まれた経験あるでしょ？」

「ええ、あります。でも私は暴力が怖いですよ。高辻さん、話してくれた内容で気になることがあるんです」

「どこが気になるんです？　遠慮なく言ってよ」

「高辻さん、たしかに腕力では患者さんに負けないでしょうけど、それが抑制・鎮静をする結果につながった可能性はないですか」

私は、ムッとしました。科長は今治さんの味方をするのか。

「科長は私を責めてます？　でも科長だってその場にいたら絶対抑制してるよ。あんなに興奮していて、何もせずに落ち着くわけない。医師だって仕方ないと言ってるのに。だったらどうしたら良かったっていうんだよ？　相手が先に手を出したんだよ。ペナルティを与えられて当然だろ！」

思わず声が大きくなっていました。

「ペナルティ……、罰ですか。高辻さん、声を荒げなくても良いですよ。抑制をしなくてもいい方法を考えてみたいんです。高辻さんもきっとできると思いますよ」

科長はすこし時間をおいて、穏やかに答えました。私は、科長の言葉にはっとしました。自分が声を荒げたことに驚きました。

たしかに、暴力に恐怖を感じていたのかもしれない。

科長は続けます。

「高辻さんは抑制が『問題行動に対する罰』だと言います。もしそうなら残念ですが、腕力で押さえつけ、抑制・鎮静したことは看護師の暴力だと思います」

「看護師の暴力？　とんでもない！　科長、何言ってんの？　じゃあどうしたらいいんだよ。あんなに興奮して暴れているのに、黙って我慢して殴られろと言うのかよ」私は到底納得できません。

「いいえ。患者さんの暴力も許容できません。今治さんが暴力を振るわなくて済むためにどうすればいいか、高辻さんと一緒に考えたいんです。もし不要な抑制・鎮静を避けられるのなら、避けたいと思いませんか」

科長が私を責めているわけではないとわかりました。しかし、簡単にそれができないから抑制・鎮静しているんじゃないか。そして、患者の問題行動を見過ごすわけにはいかない。

「じゃあ、ほかの患者に迷惑をかける行為を放っておけるの？　消灯後にテレビを見る、徘徊して人の部屋に入る、タバコを吸う、許せるわけないだろう」

「そこです。暴力に至る前段階、問題行動のときにできることがあったと思います。高辻さんは、看護師が患者さんを指導する立場と思っていますよね。だから場合によっては罰も仕方ない、と思っているんですよね」

科長が何を言っているのか、まったく理解できません。

「はぁ？　どこがおかしいんですか？　科長も習ったでしょ。当然看護師の役割でしょうが。昔からそう教育されているじゃないか」

「患者さんの安全・健康を守ることは看護師の役割でしょう。ただ、今回の方法が本当に適切だったのか。ほかにもできることはなかったのか。看護師から威圧的に注意を受けて、問題行動は止むでしょうか」

そして、科長はこう言いました。

●今治さんは、認知機能が低下していたと考える。
●脳梗塞の後遺症で、高次脳機能障害の可能性も否定できない。
●「抑制困難症」という状態に近いと考えられ、衝動を抑えられなかった。
●ほかの人からの助けや鎮静化がなければ、小さなイライラの原因をやり過ごしたり、拭い去ったりできない。
（立神粧子『前頭葉機能不全　その先の戦略　Rusk通院プログラムと神経心理ピラミッド』医学書院、64頁）
●無理やり行動を阻止しても、罰を与えても効果はないと思われる。

話を聞くうち、あのとき自分が問題行動を止めることだけに必死だったと思い出しました。今治さんのことを、十分わかっていなかったかもしれない。

「そうか……。じゃあさ、科長だったらどうします？　科長がもしそこにいたら、どう対応するのか聞かせてよ」

「答えは一つではないと思いますが、いろいろな方法を試したでしょうね。患者さんが周囲に配慮しなくてよい環境をつくる、行動の制止が困難ならその目的を遂げてみる、現実感を取り戻せるようかかわる、などですね。三十分もあれば興奮が落ち着くこともありますよ」

そんなことに意味があるのか疑わしく思いました。

「忙しいのに、そんな悠長なことやってられないよ。科長だからできるんだよ」

「では、一つだけお伝えします。本当に大切なのは、患者さんの目を見て話すことです。『ここにいていいんだ』と、安心を実感できるようなかかわりができるといいですね」

何か言い返したかったのですが、言葉が出てきませんでした。


私は、看護師になって働きはじめたころを思い出していました。

多くの患者が抑制されている姿を見て、すこし理不尽に感じていました。そのころは、「本当にそれでいいのかな?」と思っていました。しかし、忙しさを理由に「これでいいんだ」と自分に言い聞かせ、安易に抑制していたことに気づきました。

さらに言えば、不穏患者の対応が得意だと自信を持っていたのです。女性看護師から不穏患者の対応を頼まれ、抑制したり鎮静したりしていました。暴力に怯える看護師を、自分が救っているとすら思っていました。患者の問題行動を、看護師の仕事を妨げる問題行動とすり替えていたのだろうか……。ただ問題行動がなくなれば良かったのか……。そんなことを考えたくなかったから、何か釈然としなかったのか……。いろいろな思いが頭をよぎりました。

「でも、次に同じようなことがあったら、とっさに対応できるだろうか。また同じように接してしまうかもしれない。自信がないよ」

「率直に言ってくれて、ありがとうございます。あまり悲観的にならないでくださいね。私は、高辻さんが自身の内面と向き合いはじめたように感じます。今後、今までと同じ思考と行動にはならないと思うんです。もしそうなったとしても、また話しませんか。もちろんうまくいったときもですよ」

科長の話がすべて腑に落ちたわけではありません。ただ、科長が言う方法もすこしはやってみてもいいかなと思いました。

「安心を実感か……」


今治さんと奥さんは、退院前に認知症検査を希望しました。ここ最近記憶が曖昧なことがあり、船の操縦がすこし下手になったと感じていたようです。また、夜間不眠を夫婦で心配していたと話されました。診察の結果軽度の認知症が疑われましたが、内服治療で経過を観察することになりました。その後今治さんの認知症の症状は、急激に進行することなく経過していきます。奥さんのサポートにより入院前と変わらない生活が送れており、漁師も続けることができているようです。

今回の経験をきっかけに、「患者の問題行動を見つけて、止めなければいけない」という考え方がすこし変わりました。そして、問題行動の意味を考えるようになりました。患者が入院生活を安全に過ごせることはもちろん大切です。それだけでなく、どうすれば患者が安心を実感できるかを考えています。

不思議なのですが、以前より看護師の仕事が精神的にラクになりました。もし次に今治さんに会ったときは、お酒と魚釣りの話でまた盛り上がれたらいいなと思います。

第九話

私があなたを守ってあげる

私は津田です。看護師一筋、二十七年間働いています。看護師だった母の影響を受けて、私も看護師になりました。私は以前、看護師養成校の教諭もしており、若い子の育成に尽くしてきました。これまでいろいろな部署を経験してきましたが、現在は脳神経外科病棟で勤務しています。脳疾患は後遺症が残りやすいので、患者の自立には看護師の役割が重要だと実感します。患者・家族に頼ってもらうことがやりがいにつながっています。私はこの仕事に誇りを持っています。

担当した大三くんは、二十一歳です。アイドルグループにいてもおかしくないような、美男子です。大三くんは日本料理の料理人を目指し、見習いをしていました。休日のある日、趣味のバイクでツーリングしていたところ交通事故を起こしました。救急車で搬送され、私の勤務している病棟に入院になりました。頭部外傷による外傷性くも膜下出血①と、左前頭葉の脳挫傷②、右上肢の骨折（右尺骨骨折）③という診断でした。さいわいスピードは出しておらず、ヘルメットも着用していたので命に別状はありませんでした。骨折は軽傷で、ギプス固定での治療となりました。外傷性くも膜下出血と脳挫傷の程度は軽く、保存的に経過を見ることになりました。医師からは、「頭部外傷による後遺症はなさそうですが、のちに判明する可能性はあります」と、本人・両親に説明がありました。

大三くんの雇用主である料理長さんも病院に駆け付け、一緒に説明を聞いていました。料理長さんは大三くんをかわいがっておられるようで、「もしすこしくらい後遺症が残っても、仕事しながら治していけばいいよ。早く戻っておいで」と言っていました。大三くんは仕事復帰を目指して療養することになりました。

私は大三くんと毎日かかわりました。

意識障害はなく、麻痺などの後遺症はありません。状態も悪化していないようです。ただ、頭痛が続いており鎮痛薬をよく使っていました。

---

①**外傷性くも膜下出血**：くも膜下出血とは、くも膜と脳の表面の間に生じた出血のことを指します。くも膜下出血は脳動脈瘤に関連して発生することが多いですが、外傷性くも膜下出血は動脈瘤の有無とは関係なく頭部外傷と関連して発症します。急性硬膜下血腫・脳挫傷・びまん性軸索損傷・頭蓋骨骨折などの頭部病変と合併することもあります。

②**脳挫傷**：外部からの強い衝撃が原因で、脳が損傷を受けた状態です。その反対側も頭蓋内面にぶつかり、損傷を受けることがあります。脳挫傷は、外傷後数時間から数日かけて拡大し、脳機能の低下をもたらすことがあります。

③**右上肢の骨折（右尺骨骨折）**：右腕の肘から手首間の部分の骨折です。

右上肢骨折により日常生活が思うようにできず、イライラすることがあるようです。大三くんも両親も不安になることが多いだろうと思いました。

大三くんは早期退院を目指してリハビリを行っていましたが、とても疲れやすいようでした。自分でできる些細なことも、看護師や両親に頼る様子がありました。私は大三くんの要望に応じ、負担を軽減しました。リハビリを休みたいと言えば休ませ、優しい言葉をかけてなぐさめるようにしました。その甲斐あって、しだいに大三くんは私につらい気持ちを伝えてくれるようになりました。

私がいないときの大三くんの様子を同僚の看護師から聞きました。ほとんど一日中ベッドに横になっており、リハビリを拒否することが多くなっているようです。リハビリを受けるように促すと途端に機嫌が悪くなり、返事もしなくなるそうです。そしてことあるごとに、「津田さんに代わってよ。津田さんならわかってくれるのに」と言うようです。

「皆、大三くんの気持ちに寄り添えていないな」と思いました。

そんなある日、大三くんから「津田さん、いつも話を聞いてくれてありがと。こんなに頼りになるのは津田さんだけなんだよね。つらいときにすぐ相談したいから、連絡先教えてよ」と言われました。大三くんと信頼関係が築けたことがうれしくて、お互いの連絡先を交換しました。

「これで、いつでも大三くんをサポートできる」

これ以降、大三くんからは勤務時間以外でもよく連絡が来るようになり、私たちはＳＮＳのメッセージでコミュニケーションをとるようになりました。

両親からは「津田さん、親身になって大三を支えてくれて助かってます。でも今のままじゃ、まだ退院は無理です。しばらく入院を続けて面倒を見てやってください。大三には、私たちがいないときには津田さんをしっかり頼るように言ってありますから」と、お願いされました。

そこで担当の医療相談員が大三くん・両親と面談し、自宅退院ではなく回復期リハビリテーション病院へ転院調整することになりました。

その日の夜、大三くんから私の携帯に電話がありました。

大三くんが泣いているのがわかりました。

「なんかすごく疲れやすくて、自分が自分じゃないみたいです。このままじゃ、仕事なんてできないよ。転院もイヤだ。ずっとここで津田さんが担当してよ」

泣き声を聞いていると、大三くんがかわいそうでなりません。私が守らなければいけない、こんなに私を頼ってくれているのに、その気持ちを裏切るわけにはいかない。

「そうだよね、気持ちよくわかるよ。特別にうちの病院でこのまま入院を続けよう。お父さん、お母さんにもそう伝えて。私があなたを守ってあげる」

そう言うと、大三くんはとても喜んでくれました。


翌日、私は病棟主任に転院の中止を提案しました。

「うちの病院が急性期病院なのは知っているでしょう。回復期リハビリテーション病院へ、スムーズに患者を送り出すのが私たちの役割ですよね。大三さんに思い入れがあるのはわかるけど、転院しないことが本当に彼のためになると思いますか？」

「でも、私は転院しないほうが大三くんにとっては良いと思います。主任はぜんぜん患者さんの立場に立って考えてあげてない。大三くんのことは私が一番わかっています」

そのようにして私と主任は口論になりました。お互い意見を曲げません。

主任は私を説得することをあきらめ、大三くんと両親に改めて転院の必要性を話しました。

大三くんは転院を拒否しました。両親は今の病院にとどまるより、回復期リハビリテーション病院に転院したほうが良いと理解されたようでしたが、最後は大三くん本人の意思に従いました。

結局、大三くんは現状のまま入院を継続できることになりました。

後日、科長から面談を提案されました。

私は、病院の方針を守らなかったことを責められると覚悟していたので、先に口火を切りました。

「科長、私を注意するんでしょ？　ルールを守らなかったのがおかしいと言いたいんですよね。でも、いくら怒られても考えは曲げませんよ」

「話す時間をいただいてありがとうございます。津田さんもお気づきのように、転院を独断で覆したことは適切ではないと思います。ただ、注意したり怒るために声をかけたわけではないですよ。津田さんの考えを聞かせてもらえませんか」

口調は穏やかで、科長の様子に拍子抜けしました。

「勝手に転院を中止したことは、ちょっとやりすぎたかもしれないですね。でも、大三くんがあんなに疲れやすい状態のまま放りだして、ほかの病院に任せるなんて無責任でしょう」

「津田さんは、大三さんの疲れやすさが気になるのですね。ではまず大三さんが疲れやすいのはなぜか、一緒に振り返ってみませんか」

そう言って、そばにある電子カルテを開きました。

●外傷性くも膜下出血と左前頭葉の脳挫傷がある。
●意識レベルの低下、脳神経症状の悪化などを認めず、命にかかわるような状態ではない。
●麻痺、感覚障害、言語障害など、わかりやすい後遺症は認めていない。
●「疲れやすさ」は前頭葉機能不全、「神経疲労」の可能性がある。
●「神経疲労」とは、脳損傷の結果生じた器質性の欠損である。脳が「損傷した」細胞を補うために人一倍努力することにより起こる「神経の」疲労である。
（立神粧子『前頭葉機能不全 その先の戦略 Rusk通院プログラムと神経心理ピラミッド』医学書院、62頁）
●「神経疲労」と入院に関連する心身のストレスの相乗作用が考えられる。
●「疲れやすさ」は脳損傷による症状である。脳機能障害の専門施設でリハビリテーションを受けることで、回復を後押しする可能性が高い。

私は科長との話が進むにつれ、大三くんの疲れやすさに脳損傷の影響があるとわかってきました。そして、回復期リハビリテーション病院への転院を止めたことは、大三くんにとって良くないことかもしれないと心が揺らぎました。

しかし、それでも私には絶対に譲れないことがあります。

大三くんが、私を頼ってくれたという事実です。

「脳損傷の影響なんてあまり考えていませんでした。でも、大三くんとご両親は私を頼りにしています。私しかいないと言ってくれたんです。その気持ちに応えるのが看護師じゃないんですか。大三くんの自立の力になりたいんです。将来、料理人になってほしいんです」

話し終わるまで、科長は黙って聞いていました。

「私も力になりたいと思っています。大三さんの自立のために、私たちができることは何でしょうか。津田さんのかかわりによって、大三さんは依存心が強くなっているように見えます。津田さんが何でもしてあげることが、彼にとって本当に有益なことでしょうか」

科長の心ない意見に怒りが沸きました。なんて冷たい人なんだ。

「科長。あなたにも子どもがいるんでしょ？　自分の子どもだと考えてみてください。あの子がかわいそうじゃないんですか？　依存心が強くなることの何が悪いんですか。頼られたら助けるのが親でしょう。私は親として、自分の子どもにもしっかりかかわっている自信がありま す。もちろん、私の両親も私を熱心に育ててくれました。あなたにはそんな親心がないんですか！」

興奮している私がすこし落ち着くのを待っていたのか、ちょっとしてから科長は静かに話を続けます。

「津田さん、話が混乱していませんか。まず、大三さんはあなたの子どもではありません。そして津田さんの子育て、あなたのご両親との話は今、直接的には関係ありません」

私は納得できず反論しました。

「子育ても看護も似たようなものです！　さっき科長は、私のかかわりが依存心を強くしたと言いましたね？　だったら私の子育てもそういうことになりますよね。問題があるんならはっきり指摘してくださいよ。何が言いたいんです？　もどかしいです！」

科長はしばらく考えているようでした。そしてゆっくり話しはじめました。

「津田さんは繰り返し、『頼られてうれしい。私しかいない』と言います。私には、津田さんが『救世主になりたい』と言っているように聞こえます」

科長が何を言っているのかわかりません。科長が言うとおり、つねに私は患者の救世主になりたいと思って仕事をしているからです。

「何の問題があるんです？　皆そうでしょう。看護師を続ける動機が、『救世主になりたい』とか『白衣の天使になりたい』なんて素敵じゃないですか」

これを聞いた科長の表情が、すこし厳しくなったように見えました。

「素敵とは思えません。津田さんは誰かに頼られていないと、自分に価値がないと感じているのではありませんか。津田さんは自己満足のために、依存関係をつくっているように見えます。津田さんは、自分が頼られなくなることを恐れていませんか」

私は科長の指摘に反論しようとしましたが、声が出ません。

汗が吹き出し、めまいを覚え、気分が悪くなりました。

これまでかかわった私を拒絶した人たち、何でも口出ししてくる両親、そして不登校になった自分の息子のことが頭のなかを駆け巡りました。

私は激しく動揺しました。

知ってはいけないことを、知ってしまったような感覚に陥りました。

科長にはっきり指摘してほしいと望んだことを、強く後悔しました。患者と自分の子育てに関係があるだなんて、言わなければよかった。これでは、自分の子どもの自立を妨げていることを、みずから告白したようなものだ。でもそんなはずはない。私は良い子育てをしている自信がある。

そう考えていると、しだいに自分の看護観と子育てを、科長に否定されたような気持ちになってきました。

それから、どれくらい時間がたったのかわかりません。

私は声を絞り出しました。

「だったら、どうしろと言うんですか。たしかに私は、患者にも子どもにも頼られるよう努力してきました。それの何が悪いんですか。私は患者や子どもがつらい思いをしないよう、先回りしてあらゆる手を尽くしました。困っているときは、私が率先して解決してきました。そして、それは私の両親が私にしてきたことです。でも……、でもそれは愛があるからです。私は患者や子ども、もちろん両親とも良い関係なんです。この話は二度としたくないし考えたくもない。もう私のことは放っておいてください」

科長の顔を見ることができませんでした。

私の話を遮らず聞いていた科長は、「わかりました。話してくださってありがとうございます。今はそういう気持ちなんですね」と静かに言いました。

それからも私は変わらず仕事を続けています。

誰が何と言おうと、「患者の救世主となる」ことは私の譲れない信念です。今後も、患者さんに頼ってもらえるような看護師でありたいです。

その後、大三くんは入院を二カ月間続けました。リハビリの結果疲れやすかった症状もなくなり、とても元気になりました。高次脳機能障害の検査も異常なく、無事自宅に退院できました。私は、今でも大三くんと頻繁に連絡を取り合っています。

ただ、私には気がかりなことがあります。

大三くんはいつまで経っても料理人の仕事に戻らず、自宅に引きこもりがちなのです。両親と私は復職を勧めるのですが、そのたび体調を崩すのです。

私は、これからも大三くんを守ってあげたいです。

第十話

意識がないから
わからないよ

名前は小浜です。二十五歳です。看護師四年目です。看護専門学校を卒業後、現在の病棟で働いています。ここは脳神経外科を含む混合病棟なので、いろいろな科の患者さんにかかわります。僕……私はとくに脳機能の奥深さに興味があります。脳神経看護を深めるために、日々勉強しています。

私が受け持った向井さんのこと……。向井さんは、四十五歳の男性です。妻と一緒に、息子さんの野球の試合を観戦していたところ、強いめまいを感じました。しだいに喋りにくくなり、歩くこともできなくなりました。すぐに妻が救急車を呼び、搬送されました。救急車内で意識レベルが急激に低下し、病院に到着したときには開眼もできない状態でした（ＪＣＳ－200[1]）。

ＭＲＩ撮影により、脳底動脈閉塞による橋梗塞[2]が判明しました。医師は、重度の意識障害が続くだろうと言いました。もし意識障害が改善しても、閉じ込め症候群（locked in syndrome）[3]の可能性が高いということでした。私は家族への説明に同席しました。医師は、現在の病状と予後を妻に伝えました。

●両側の橋梗塞であり、重症である。急性期を脱しても、寝たきりになる可能性が高い。
●MRI画像からは、閉じ込め症候群になる可能性がある。
●閉じ込め症候群とは、意識状態は清明だが、体のほとんどの運動機能が麻痺し動かなくなる病態である。できることは両目の上下の動きと、瞼の開閉のみである。
●現在は、脳幹が障害されたことにより意識障害も重度である。断定はできないが、意識障害や運動麻痺が改善する可能性は低い。

---

①**JCS-200**：Japan Coma Scaleの略です。JCSは、意識レベル評価のスケール（ものさし）です。JCS-200は「刺激をしても覚醒しない状態・痛み刺激に対し、すこし手足を動かしたり、顔をしかめたりする」を指します。強度の意識障害があり、生命の危機を懸念するような状態です。

②**脳底動脈閉塞による橋梗塞**：脳底動脈は頭部の後方下部にあり、おもに脳幹という重要な部分に血流を供給します。脳幹の一部である橋《きょう》は、上部の中脳や大脳と下部の延髄以下の部分の連絡路で、重要な脳神経が通っています。また、呼吸調節にも関係しています。意識・覚醒に密接にかかわっており、今回のような両側橋梗塞では強い意識障害が起こる可能性があります。

③**閉じ込め症候群（locked in syndrome）**：橋腹側部が広い範囲で障害された場合、閉じ込め症候群となります。意識と感覚は正常ですが、眼球運動とまばたき以外は体を動かすことができなくなります。

妻は涙をこぼしながらも、気丈に説明を聞いていました。

私は医師の説明後、妻と話しました。

向井さん夫妻には二人の子どもがおり、まだ小中学生でした。子どもが自立するまでには、長い時間が残されていました。妻は、向井さんが良い夫・父親であること、これからも家族一緒に変わらず過ごせると思っていたことを泣きながら話されました。

「たとえ夫が寝たきりになっても私が働き、子どもを育てていきます。今は、夫のそばに付き添わせてください。力になりたいんです」

そう力強く話されました。寝たきりも覚悟しているが、すこしでも回復の可能性があるのならできる限りのことをしたいという思いでした。


リハビリカンファレンス[4]で、向井さんの治療方針と機能予後、そして妻の意向などの情報が共有されました。脳幹梗塞という病態から脳神経症状の悪化が懸念され、また意識レベルが低いことから離床の意義が低いという意見が、参加者から相次ぎました。

先輩看護師の平原さんと担当作業療法士は、廃用症候群[5]の危険性を懸念し、積極的な早期リハビリテーションを提案しました。一方、多くの看護師は回復の可能性の低さと業務負担増加を理由に、早期リハビリには消極的でした。私も早期リハビリの必要性は知っていましたが、病棟の忙しさもよくわかります。ほとんどの看護師が乗り気でないなかで、自分の意見を言えませんでした。まずは拘縮予防を目的に、関節可動域（ROM）訓練⑥などの軽いリハビリを実施することになりました。

私は毎日向井さんを担当しました。ベッド上で関節可動域訓練を実施し、体位変換を行い、口腔ケアを念入りにしました。向井さんの離床が進むときを目指して、合併症を防ぎたいと思っていました。

妻は毎日面会に来られました。私と妻は、向井さんの目が覚めることを願い毎日話しかけ、体をマッサージし、向井さんの好きな音楽を流しました。

---

④リハビリカンファレンス：多くの医療職が集まり、おもに患者のリハビリテーションの方向性について話し合う会議です。

⑤廃用症候群：病気などが原因で、心身の不動が続くことによる一連の症候群です。生活不活発病ともいわれます。肺炎・褥瘡（床ずれ）・深部静脈血栓症（血液が停滞することで血の塊ができ、血管に詰まる）・筋力低下・関節拘縮（関節が固まる）・起立性低血圧などがあります。

⑥関節可動域（ROM）訓練：おもに廃用症候群を防ぐため行うリハビリテーションです。腕や足などの関節を、曲げ伸ばしする運動です。

一方、四日・五日と日が経つにつれ、本当にこれだけしかできることはないのかと焦りを感じました。ベッド上安静が続くことで、廃用症候群の発生は避けられないからです。

それでも、向井さんにはすこしずつ変化がありました。わずかに目が開く時間があるのです。試しに、「向井さん。目を開けられますか?」と声をかけてみました。すると、うっすら開いていた目が大きく見開きます。続けて私が、「目を閉じてください」と言うと、向井さんの目が閉じるのです。何度繰り返しても、同じようにできます。続いて「眼球を動かしてください」と伝えると、どの方向にもゆっくり動きます。私は驚くとともに、意識状態は改善していると直感しました。

私は平原さんと担当作業療法士を呼び、一緒に確認してもらいました。三人で喜んだのもつかの間、しばらくするとまた向井さんの目は開かなくなりました。

翌日も同じように、向井さんの目が開いていました。

「僕のこと見たことありますか?　YESなら瞼をしっかり閉じてください。NOなら閉じないでください」

向井さんの瞼はこれまでもっとも強く閉じられました。これ以外も簡単な質問をすると、瞼を使ったYES/NOサインで答えることができます。妻・子どものこと、年齢・住所などを聞いてもすべて正答です。ただ、十五分ほどすると向井さんの反応はなくなります。向井さんの覚醒状態はまだ長続きしないようです。

ほかにも、向井さんの変化をもう一つ発見しました。

右手の指がわずかに動くのです。向井さんに握手を促すと、指先が内側に曲がります。向井さんの状態をみんなで共有したほうがいいと思い、看護師カンファレンスを提案しました。

●向井さんの意識レベルは相当改善していること
●意思疎通が図れること
●麻痺改善の兆しがあること
●早期離床の必要があること

これらのことを訴えました。

しかし私の予想に反して、多くの看護師は冷めた反応でした。依然、離床の意義が低いという意見が相次ぎました。

さらに、開眼でき手が動くようになったのは良いが、これが改善の限界だと言う看護師が大勢です。

「残念だけど、向井さんの意識レベルは改善していないと思うよ」

一人の看護師がそうと言うと、皆うなずいています。

「向井さんだけに看護力を集中できないよ。小浜くんの気持ちはわかるけど、病棟全体の忙しい現実を見て。良くなる人に手をかけようよ」

もう一人の看護師にはそう諭されました。

僕は腹立たしく残念なような、仕方ないような複雑な心境でした。

カンファレンスが終わり、平原さんが声をかけてくれました。

「小浜くん、まずはできることを続けようよ。向井さんの回復が実感できれば、みんなもきっと協力してくれるようになるよ」

僕たちは二人で、主治医に向井さんの状況を説明しました。主治医は向井さんの改善に驚いていました。

評価のためにＭＲＩを再度撮影すると、入院当初より脳梗塞の範囲が小さくなっています。主治医は、「予想していたより後遺症が軽くなる可能性が残されている」と語りました。そして早期離床の意義が高いことを指摘し、リハビリの推進を指示しました。

僕たちは、その日から積極的な離床に取り組みました。脳神経症状の悪化と合併症のリスクには十分配慮し、離床時間には主治医と担当作業療法士が毎回立ち会ってくれました。

向井さんに対して、段階的座位という方法をとりました。これは、日々すこしずつ座る角度を上げ、座る時間を延ばしていくものです。さいわい血圧の低下や意識状態の悪化はなく離床は進み、発症二週間目には端座位（ベッドから両足を降ろし、背中を支えず座ること）ができるようになりました。

向井さんの麻痺は少しずつですが日々改善し、四肢を自分で持ち上げることができるようになっていました（ブルンストロームステージ四肢・両手指いずれもⅣ程度）⑦。四肢の麻痺改善に比例して、顔面の麻痺も改善しました。表情も作れるようになり、笑顔もわかります。構音障害はありますが、短い言葉で話すこともできます。向井さんはナースコールを押し、言葉で希望を伝えることができるようになりました。

その一方、向井さんにとってはつらい毎日だったと思います。自分でできないことが多く、姿勢一つも思いどおりにならないのですから。気持ちが落ち込まないわけはありません。それでもほとんどの場面で、向井さんはリハビリに一生懸命取り組んでいました。

---

⑦ブルンストロームステージ四肢・両手指いずれもⅣ程度：ブルンストロームステージは脳卒中による麻痺が回復していく経過を示したスケール（ものさし）です。麻痺の程度を数値化しています。この場合細かい動きは難しいものの、大まかな動作であれば手足が自分で動かせます。慎重に援助すれば歩行もでき、自力で何とか食事動作がとれる程度の状態です。

夜勤をしていたある夜、汗をかいた向井さんの背中を拭いていると、向井さんの肩が震えているのに気づきました。

向井さんは、嗚咽を漏らして泣きはじめました。

自分の父親ほどの年齢の男性が男泣きする姿をはじめて目にし、すこし動揺しました。しかし、向井さんのつらさが痛いほどわかりました。僕はとっさに向井さんの肩を抱き寄せました。いつの間にか一緒に泣いていました。その後すこしして二人で顔を見合わせ、照れくさくなって笑い合いました。

このころになると、いつの間にかほとんどの看護師がケアに積極的になっていました。当初は早期リハビリに反対していた看護師まで、献身的に向井さんにケアを提供しています。患者との意思疎通ができることで、ここまで看護師は変わるものかと驚きました。医療チームが一丸となってリハビリに取り組んだ結果、向井さんは大きな合併症を起こすことなく経過しました。発症時には考えられないほど回復し、社会復帰を目指して回復期リハビリテーション病院に転院することができました。

それから六カ月が経ちました。

向井さんが病院に現状を報告しに来られました。自宅に帰れただけでなく、仕事にも復帰できたと話しました。運動機能も認知機能にも後遺症はなく、もっとも良い形での社会復帰になったようです。医療チーム皆が向井さんの回復を喜んでいました。

向井さんは帰り際、私に声をかけました。

「小浜さん、すこし二人でお話できますか？」

（なんだろう？　これからの生活について、相談でもあるのかな……）

そう思い面談室に案内しました。

「小浜さん。入院中は本当にお世話になりました。どうしても伝えたいことがあって声をかけました」

向井さんは穏やかですが、真剣な表情です。


「目が覚めたら病院にいて、自分がまったく動けないことがわかりました。はじめはぼーっとしていたけど、すこし手足が動くころには意識ははっきりしていました。本当につらかった。僕は、自分がまるでイモムシだと思いました」

目に涙を浮かべながら当時の様子を話しはじめました。私との会話や、ささいなできごとをとても詳細に覚えています。私は向井さんの意識レベルが、かなり早い段階から清明だったことに驚きました。向井さんは続けます。

「小浜さんと平原さんは、僕の体が動かず返事もできないときから、変わらず人として尊重した態度で接してくれました。僕は本当に救われました。自分が人間であることを意識し続けることができました。もしそうでなかったら、体が治っても僕の心は死んでいたと思います」

向井さんの心情を想像し、身震いがしました。

「もう一つ、大切なことがあります。まったく動けなかったとき、ある看護師さんが僕を乱暴に扱ったんです。まるで物のように体の向きを変え、話すことも目を合わせることもありませんでした。そばにいた平原さんが、乱暴な扱いを注意したんです。すると、『意識がないからわからないよ』とその看護師さんは言いました。手荒な看護師さんは一人ではありません。でも、僕が回復するにつれ看護師さんは全員優しくなり、穏やかに接してくださいました。それからは退院まで、本当に良くしてくださったんです。僕は、『人はこんなに変わるのか』と驚いています」

あまりに衝撃的な告白で動揺する自分とは対照的に、向井さんは落ち着いた様子で話します。

「小浜さん、僕は怒ってもいないし、恨んでもいないんですよ。患者としてずっと看護師さんを見ていて、『仕方ないな』と思うんです。昼夜休みなく人が生き死にする現場で、激務なんですから。看護師さんは、患者や家族につらく当たられることもあるのでしょう。大変な仕事だと思います。ただ僕にとっては、人間とは何か深く考える機会になりました」

返す言葉がありませんでした。同時に、「自分は本当にいつでも人を人として尊重しているだろうか」と、自問せずにはいれませんでした。

「小浜さん、本当にありがとうございます。これからも僕みたいな患者さんの支えになってくださいね。あなたからきっと生きる勇気をもらえる人がいますよ」

第十一話

言葉で伝えてよ！

私は金山です。五十五歳です。二十歳で看護師になり、勤続三十五年を迎えました。これまでたくさんの患者に出会いました。患者と看護師という関係は、お互いの思いが食い違うことも多いですが、その都度話し合って和解してきました。患者・家族だけでなく上司や同僚、そして医師ともよくぶつかりましたが、人が相互理解するためには言いたいことを言い合うことが最も大切です。私には特別な資格はないですが、経験だけはそこらの若い看護師には負けません。もちろん勉強も大切ですが、看護師は経験がものをいう仕事です。人間同士、必ず話せばわかります。

私が受け持った愛媛さんは、六十五歳の女性です。夫との二人暮らしで、主婦でした。子どもは二人いますが、独立しています。愛媛さんは、脂質異常症と高血圧で内服治療を続けていました。夏の暑い日、庭の草抜きの後に休んでいると、右手足のしびれに気が付きました。すこし様子を見ていましたが、治る気配がありません。助けを呼ぼうとしても言葉が出ず、夫が異変に気づきました。愛媛さんはシャワーを浴びて着替えた後、夫が運転する自家用車で病院を受診しました。愛媛さん宅から救急病院である当院までは、車で一時間かかります。病院に到着したときには、すでに発症から五時間が経過していました。

ＣＴ／ＭＲＩ撮影により、脳梗塞が判明しました。脳外科医師によると、左中大脳動脈閉塞①

によるアテローム血栓性脳梗塞②ということでした。すぐに入院となり、内服・点滴治療が開始されました。愛媛さんの症状は右上下肢の感覚障害と軽度の運動麻痺（ブルンストロームステージ上肢V、下肢Ⅵ、手指V）③、そして言語障害でした。

愛媛さんは頑張って話そうとするのですが、言葉が出ません。ただ、私たちの話していることはよくわかっています。用事があるときには、ナースコールを押して看護師を呼ぶこともできます。言語聴覚士は、愛媛さんは運動性失語（ブローカ失語）④だと言っていました。言語を表出する能力が大きく低下しているそうです。愛媛さんは麻痺のため、身の回りの簡単な世話が

①**中大脳動脈閉塞**：中大脳動脈は大脳の広い範囲への血液供給を行う血管です。この重要な血管が詰まった状態です。

②**アテローム血栓性脳梗塞**：脳を養う太い血管は、動脈硬化によって徐々に狭くなります。そこに血の固まりができ、血管が詰まった結果生じる脳梗塞です。

③**ブルンストロームステージ上肢V、下肢Ⅵ、手指V**：ブルンストロームステージは脳卒中による麻痺が回復していく経過を示したスケール（ものさし）です。麻痺の程度を数値化しています。歩くことはほとんど問題ないですが、腕・手がスムーズに使えない程度の麻痺がある状態です。

④**運動性失語（ブローカ失語）**：言語機能には「理解・表出」があります。このうち、「表出」が強く障害された状態を言います。

必要でした。時折、愛媛さんが何か話したそうにするので、私は「痛い？」「お茶ほしい？」「トイレなの？」など愛媛さんの要望を聞き出せるよう、たくさん質問することを心がけました。愛媛さんは身振り手振りを交えて応え、話すことが難しくても私はあまり困ることはありませんでした。

愛媛さんはリハビリを続け、身の回りのことは自分でできるようになっていました。強かった言語障害も徐々に軽快しており、「はい。いいえ」とか、「そうです。違います」「おはようございます」など短い言葉が話せます。

その日は、受け持ち患者が多くとても忙しい日でした。それに加えて他患者が緊急手術になり、その準備に追われていました。私が検温を行っていると、愛媛さんが冴えない顔になりました。

「愛媛さん、どうかしたの？」

体調が優れないのではないかと思って質問しました。愛媛さんは自分で話そうとするのですが、なかなか言葉が出ません。私は仕事が立て込んでおり焦っていましたが、待ちました。しかし、しばらくしても話せません。

「愛媛さん、どこか痛い？」「調子はどうなの？」

「痛くない」

「でも調子が悪そうじゃない。それなら教えてほしいんだけど、どうなの？」

そうと聞くと、不安そうな顔でうなずくのです。私はもどかしくなりました。

「だったら、どこが悪いのか教えてよ。指で示してもいいから。短い言葉なら言えるでしょ」

「あの、あの……」

自分の症状を訴えようとしません。そこで、言葉が難しいのなら筆談にしようと思いました。愛媛さんに紙とペンを手渡し、言いたいことを書いてもらうよう伝えました。

「愛媛さん、言いたいこと書けそう？」

愛媛さんは指でＯＫサインを示しました。

これで愛媛さんと意思疎通ができ、やっと次の仕事に取りかかれる。時計に目をやると、緊急手術の出発時間が近づいています。愛媛さんは書く内容を考えているようだったので、他患者の前処置のためいったんその場を離れました。しばらくして戻ると、あろうことか愛媛さんはまだ何も書いていません。

私はムッとしました。

「愛媛さん、どうしたの？　書けるって言ったじゃない。あとどれくらいしたら書ける？」

愛媛さんは、また何も答えません。愛媛さんの振る舞いにだんだんイライラしてきました。

「愛媛さん。患者はあなただけじゃないんだよ。看護師はたくさんの人を受け持っているの。わかるでしょう？　すこしはこちらの都合も考えて」

愛媛さんは眉間にしわを寄せ、黙って話を聞いています。

私は自分の気持ちを率直に伝え、愛媛さんの返事を待ちました。

しかし、それでも愛媛さんは何も反論しません。

私と目も合わせず、うつむいています。

愛媛さんの態度にいら立ちました。

「愛媛さん、喋るか書くかどっちかしてよ。無理ならちゃんと言って！」

それを聞いた愛媛さんは、持っていたペンを机の上に置き私を睨みました。

愛媛さんは私と話したくないんだ。

「愛媛さん、自分勝手だよ！　言いたいことがあるんなら、ちゃんと言葉で伝えてよ！」

そう言い残し、部屋を飛び出しました。イライラしながら廊下を歩いていると、科長が私に声をかけました。

「金山さん、患者さんと何かあったんですか？　すごい表情になっていますよ。お話聞きましょうか？」

私は怒りが顔に出ていたんだと思い、「科長、愛媛さんとやりあいました。愛媛さんかなり怒っています。でも、私にはもう無理です。付き合いきれません」と言い、これまでのいきさつと愛媛さんの様子を科長に伝えました。

●私が質問をしているのに、返事をしない。
●話す代わりに書くと言ったのに、書くこともしない。
●看護師の都合を考えず、自己中心的に振る舞う。
●思い通りにならないと眉間にしわを寄せ、ふてくされる。
●目を合わせず、私を無視する。
●ペンを放り投げ、私を睨みつける。

「これでは、わかり合えるわけないでしょう？　言葉で話せばわかるのに」

「事情はわかりました。対応に困ったんですね。ただ、愛媛さんは失語症ですから、金山さんの対応は明らかに不適切です。これから愛媛さんとお話しします。金山さん、後で私と話しましょう」

私は科長の言葉にはっとしました。

怒りに身を任せて、つい愛媛さんに強く当たったかもしれない。

科長は愛媛さんの部屋に向かい、一時間ほどして出てきました。

私と科長は、面談することになりました。


「科長、愛媛さんと会話にならないでしょ。全然話してくれないでしょう」

「いいえ。時間はかかりますが自分の言葉で話してくださいましたよ」と穏やかに言います。

私は不愉快でした。自分はいくら待っても方法を変えても駄目だったのに、私より経験年数の少ない科長があっさり意思疎通できたことが納得できません。

「私は毎日愛媛さんにかかわって、愛媛さんとはわかり合えていました。なんで私が愛媛さんに八つ当たりされないといけないんですか。恩を仇で返された気分です」

科長は、黙って聞いています。

「それで愛媛さんはなんて言いました？　どうせ私が悪いって言ったんでしょう？」

「金山さん。言いたいことは言えましたか。お話ししてもいいですか」

「あっ、はい。だいぶ落ち着きましたよ。私が悪者になれば済むことですから。聞きますよ」

「ありがとうございます。まず、愛媛さんの脳機能障害と失語症について説明させてください」

●愛媛さんは高次脳機能障害であり、失語症である。運動性失語が目立ち、言葉の表出（発信情報）が強く障害されている。
●失語症は、「読む・聞く・話す・書く」すべての障害である。愛媛さんは「話す」障害が目立つが、言語機能全般が低下している。
●理解の障害（受信情報）を生じている可能性がある。
●「書く」ことを強要しても、書くことができない。「書かなかった」わけではない。
●精神的・身体的に安定している場面では、現時点で最良の言語機能を発揮できていた。
●金山さんによる心理的圧迫により、言語機能が発揮できなかった可能性が高い。
●信頼関係を築ければ愛媛さんは精神的に安定し、意思疎通が容易になると考えられる。

このように科長は言いました。私は「あれ？」と思い、「科長、愛媛さんって話すのが難しいだけじゃなかった？　書けないの？」と聞き返しました。

科長は、もう一度愛媛さんの状態を丁寧に私に説明しました。そして、私の対応が失語症患者に対して不適切だったことを、明確に指摘しました。

愛媛さんのことをよくわかっていなかったのだと気づきました。さらに、愛媛さんに心理的圧迫を与えていたことに、言い返す言葉もありませんでした。

「愛媛さんが話すのを待つとき、私かなりイライラしていました。貧乏ゆすりして、紙を叩いて何度も急かしました。そんな様子の私に、愛媛さんは何も言えないですね……。愛媛さんはあのとき、私に何が伝えたかったんでしょうか？」

「愛媛さんは、『私の思いを決めつけないでほしい。いつも親身に世話してくれる金山さんに話を聞いてほしい』と思っていたそうです」

私は愛媛さんが悩みを打ち明けようとしていたとは微塵も気づかず、愛媛さんの気持ちを踏みにじってしまったのか。

「愛媛さんは、『金山さん、何かあったの？』と、あなたを心配していましたよ」

愛媛さんからの思いもよらない言葉に、強く動揺しました。

私は愛媛さんの何を見ていたのだろう。

あのとき愛媛さんは、話せないだけでなく書けないことにも気が付いたんだ。

私を睨んでいたのではなく、悲しい気持ちで私を見ていたのだ。

「話せない人に対して、金山さんが強い嫌悪感を示されることが気にかかります」

私は科長のこの言葉で、これまでかかわった患者のことを思い出しました。たしかに、言葉を話せない患者の対応はいつも苦痛でたまりません。私が一生懸命話しているのに、返事がないのはとても不快です。こちらがいくら熱をもって伝えても、患者からは気のない返事をされたり、無視されたりすることがよくあります。そんなときには怒りが抑えられません。科長の、「愛媛さん、話せますか？」という静かな声で我に返りました。かなり考え込んでいたようです。

「患者だけでなく、元気な人でも話さない人が本当に苦手です。自分の意見が言えない人が無性に腹立たしく、いつも冷たくしてしまいます。なんでだろう……」

「話さない人が苦手なのですね。相手からの返事がないと悲しい気持ちになりますか？　金山さんはまるで、『私の気持ちをわかって』と叫んでいるように見えますよ」


話さない人に対して、私はなぜこんなにも怒りや悲しみを感じるのか、どうしてもわかりませんでした。

なんで自分はこうなのだろうととても悩み、カウンセリングを受けることにしました。繰り返しカウンセラーと話すうち、自分の母親との関係性に思い当たりました。私は母から、「ちゃんと自分の言葉で話しなさい！」と繰り返し言われていました。私が何も言えずにいると、「そんな子は動物と一緒だ！」と、厳しく言われて育てられたことを思い出しました。

私は母と同じように、他人にそれを求めていたのです。苦い経験を思い出すのはつらかったですが、すこしずつ人に話せるようになったことで長年の胸のつかえがとれ、最近は気持ちが落ち着いてきました。

今は人と話すとき、言葉だけに頼らず、相手がどんな表情をしていて、どういう気持ちでいるのかを考えるようにしています。

最近すこしだけ、失語症患者の対応が苦痛でなくなった気がします。

第十二話

すごいね。頑張ってるね。えらいね

私の名前は門田です。四十七歳です。二十二歳で看護師になったので、二十五年のキャリアがあります。これまでたくさんの科・病棟を経験してきました。行ったことがないのは、外来と脳神経外科くらいかなと思います。先日、長年働いた小児科病棟から脳神経外科病棟に異動になりました。脳疾患の患者さんに接するのは、看護学生のとき以来でドキドキしていました。

大島さんは五十五歳の女性です。夫と二人のお子さんがいます。現役の中学校教諭です。既往に糖尿病がありましたが、生活習慣を改善できずにいたそうです。脳梗塞を発症し、脳神経外科病棟に入院しました。ＢＡＤ（Branch atheromatous disease：分岐部粥腫型脳梗塞①）という疾患でした。

当初は左上下肢の軽い運動麻痺で、細かな動作をするのが難しいこと以外は、ほとんどの日常生活が自分でできていました。大島さんは点滴治療を受け、順調に経過していましたが、入院二日目に運動麻痺が進行しました。腕や足を何とか持ち上げることはできますが、利き手で箸が持てなくなりました。また、構音障害②になりました。口や舌の筋肉も麻痺し、スムーズに話すことができません。言葉がとても聞き取りにくくなりました。大島さんはとても落ち込んでおられましたが、リハビリは継続していました。

私はそんな大島さんの担当看護師になりました。今日は入院から九日目です。大島さんは、毎日リハビリに前向きに取り組まれています。すこしずつＡＤＬ（日常生活動作）が向上し、離床は進んでいます。いったん進行した麻痺も徐々に回復しているようです。当初、麻痺の影響で更衣・整容・食事・排泄には私の介助が必要でした。大島さんはケアの最中に何か話そうとするのですが、構音障害のためほとんど聞き取れません。要望に早く答えてあげようと、「トイレ？　ごはん？　どこか痛いのかな？」と聞くようにしていました。毎日頑張っている大島さんの努力を認めてあげたい。たどたどしく日常生活動作を行うたび、「すごいね。頑張ってるね。えらいね」とほめました。大島さんの努力の甲斐あり、自分でできることが日々増えていきます。

大島さんが自立に向かっていることがうれしくて、どんどんほめるようにしました。しかし私の喜びと反して大島さんの反応は薄く、すこし微笑むだけです。大島さんは内気な人だなと

---

①**ＢＡＤ（Branch atheromatous disease：分岐部粥腫型脳梗塞）**：穿通枝と呼ばれる細い血管が、入口部で詰まることで生じます。発症時は軽症でも、その後数日にわたって麻痺が進行することが多い脳梗塞です。治療をしていても効果が薄く、進行を予防することが難しいケースもあります。

②**構音障害**：口やあご、舌の筋肉が麻痺して動きにくくなり、その結果喋りづらくなる状態です。

思いました。

「大島さん。元気だしてよ！　ありがとうくらい言ってくれないと張り合いがないよ！」と声をかけました。その後は理学療法士による歩行訓練に付き添いました。大島さんの頑張りを共有しようと、ほかの多くの看護師も誘いました。数日前まで立ち上がるのでやっとだったのに、短い距離ながら自力で歩行ができています。

「すごーい！　一人でできたねー。皆見てあげて」

うれしくて大島さんの手を握って喜びを伝えました。

「今日もよくやったね。明日もがんばるんだよ！」

一日のリハビリを終えた大島さんに、そう励ましの言葉をかけました。


翌朝出勤してみると、なぜか大島さんの担当が私ではありません。不思議に思っていると、主任が近寄ってきました。

「門田さん、大島さんから苦情があったよ。もう門田さんに会いたくないっておっしゃっているよ。悪いけど担当看護師は変わってもらうね」

状況が理解できません。

「なぜですか？　私悪いこと何もしてないです。大島さんがもし言いたいことがあるのなら、直接言ってもらわないと困ります。突然受け持ち拒否なんて失礼です。そんなことを主任は認めるんですか」

この言葉で、主任の顔色が明らかに変わりました。

「門田さん、よくそんなこと言えるね。大島さんはね、『門田さんが自分を見下している気がして不愉快。門田さんは看護師失格』と、筆談で私に伝えたんだよ」

主任は私に強く言いました。

大島さんの言葉もショックでしたが、私を一方的に叱る主任に怒りを覚えました。そのまま主任とは激しく口論になり、しばらく言い合いをしましたが、話に折り合いはつかず、私が折れる形で終わりました。

これまでの看護師人生で最も強い屈辱でした。

これまで誰にも言われたことのない「看護師失格」という言葉が頭から離れません。

大島さん、そして主任を許せない気持ちが治まりません。

病棟科長に面談を依頼し、その日のうちに面談が始まりました。

「科長、聞いてください。大島さん、勘違いしてます。私がほめていることを、見下していると言うんです。あまりに被害的すぎませんか。患者は社会復帰するのが目的なんですから、ほめてやる気を起こさせるのは当たり前です」

そう状況を説明しました。科長は私の目を見て話を聞いています。共感してくれているのでしょう。続いて自分の要望を伝えました。

「大島さんを注意して、誤解を解いてください。そして主任を指導してください。部下の気持ちを考えず、患者の一方的な訴えで私を叱るのは、それこそ主任失格です」

これを聞いて、科長は口を開きました。

「門田さん、患者をほめることが大切だと思っているのですね。大島さんの拒否的な反応は想定外だったのですか？」

もちろんそのとおりです。

「今は、叱るよりほめて育てる時代です。誰でもほめられれば、嫌なことも頑張れます。私はこれまで、患者を励まし・ほめて元気にする手助けをしてきた自負があります。たくさんの人にありがとうと言われてきました。ほめて喜ばない人はいません。大島さん、すこし変わってますよね」

「大島さんと接していて、そんなに変わった方だと感じていたのですか？」

大島さんは穏やかで内気な方という印象をずっと持っていました。

「ずっといい人だったのに、なんでそんなに怒っているんでしょうね」

「門田さんのかかわり方が、今まで多くの患者さんには良かったのかもしれません。ただ、大島さんには不快だったとは考えられないでしょうか」

この言葉には納得できませんでした。自分の看護が、間違っていると指摘されたように感じました。

「なぜですか？　ほめて育てるって当たり前じゃないですか。家でも、学校でも、就職してもみんなそう言うじゃないですか。人材育成研修でもそう教わりますよ。それがダメなんてわけがわかりません。何をいまさらって感じです。科長、管理職でしょう？　大丈夫ですか？」

「門田さんのお気持ち、お察しします。たしかに、ほめる大切さを教わりますよね。ただ、大島さんが見下されていると感じたのは事実のようです。なぜそうなったのか、一緒に考えてみませんか。見落としていることがあるかもしれません」

なぜこんなことになったのかまったく不可解だったので、考えてみる価値はあると思いました。

私と科長は、電子カルテを開いて検討を始めました。

「門田さん。大島さんの背景について整理してみましょう」

●大島さんはＢＡＤである。
●ＢＡＤは発症時には軽症でも、段階的な悪化を認めることがある。さらに、治療に抵抗性を示すことがある。この結果、早期から治療をしていても状態が悪化する事例がある。
●糖尿病や高血圧が原因であることが多い。
●大島さんのおもな症状は、片麻痺（体の半分が動きにくくなる）・感覚障害（体の半分の感覚が鈍くなる）・構音障害（口や舌などの麻痺により、発声が難しくなる）である。

科長は同時にＭＲＩ画像も見せてくれました。脳梗塞とされている部分は、思っていたよりかなり小さな範囲でした。こんな小さな脳梗塞でも、強い症状があるのだなと感じました。

「片麻痺・感覚障害・構音障害が強いですね。理解力や判断力が保たれているのに、意思疎通が難しくなった状態です」

そう言った科長のことばに、私は違和感を覚えました。自分のことがまったくできず話すことも難しい大島さんが、私には認知症患者のように見えていたからです。科長は続けます。

「現役の教師であり子どもさんもいらっしゃいます。仕事が継続できるか強い不安に駆られたでしょう。さらに生活習慣を改善できない状態での脳梗塞です。これに対する複雑な思いもあるかもしれませんよね」

科長との話が進むにつれ、私は大島さんのことをわかろうとしていなかったのではないかと思いはじめました。大島さんに、適切なかかわりができていなかったかもしれない。その一方で、最も納得できない部分を思い出しました。

「でも科長、ほめることが良くない理由がわかりません。別に問題ないでしょう。ほめたほうが頑張れませんか。それは患者だけじゃなくて、人間みんなそうです。とくに子どもはそうですよ」

こう口にしたと同時に、自分の血の気が引くのを感じました。

小浜科長は動揺している私の様子を察し、穏やかに言いました。

「気づいてくださってありがとうございます。思いのまま話してもらえますか」

「大島さんを子どものように扱っていました。障害のある見た目から、認知症だと思っていたんです。到底、大人の女性として尊重なんかしていなかった……。言葉遣いも、接し方も子ども扱いでした。大島さんが怒るのも、無理ないです……。私、何てことしていたんだ……」

「大島さんの仕事は教諭ですよね」

そう科長は付け加えました。

「多くの人に、普段『先生』と呼ばれていると思います。子ども扱いされることなんてないですよね」

「冷静に振り返ってくださって、ありがとうございます。門田さんが言うように、大人を子ども扱いしないことはもちろん大切です。でももし可能なら、年齢・性別・障害、認知機能低下の有無・程度にかかわらず、対等な関係を意識して接することはできないでしょうか。子どもも大人も関係なく、『人として尊重する』ことを考えてみてください。大切なことだと思いますよ」

その後、大島さんの受け持ちを私がすることはありませんでした。

大島さんがリハビリ病院に転院する日、私と大島さんは偶然廊下で会いました。受け持ち拒否の話題については話せませんでしたが、「大島さん、応援しています」と一言声をかけました。大島さんは「ありがとうございます」とはにかんで答え、出発しました。

私は受け持ちを拒否されたとき、自分の看護を否定されたようでとても腹立たしい気持ちがありました。しかし、小浜科長との面談で自分の思い・考えを伝えたり、自分とは違う意見を聞いたりすることで、普段自分が偏見を持ち、決めつけをしていることがあるのではないかと思いました。看護師生活が長くなると、かかわる周囲の人や環境も変化が乏しくなります。

日々の仕事や生活をこなすことに精一杯だと、考え方が偏ってしまう怖さを感じました。「世の中には自分とは違う考え方、感じ方の人もいる」ということを忘れないようにしたいです。

～小浜科長からの手紙～

本書を最後まで読み進めてくださり、ありがとうございます。楽しい話ばかりではないなか、お付き合いいいただいたことに感謝します。

私が脳卒中、とくに高次脳機能障害に興味をひかれたのは、「看護師のかかわりによって、患者に明らかな変化がある」ことに気づいたからです。本文の登場人物のように、高次脳機能障害や認知機能低下が原因で、患者にいわゆる問題行動が現れることがあります。問題行動とは、暴言・暴力・徘徊・離院・転倒転落・セクシャルハラスメントなどです。これは、脳の損傷にストレスなどの心理的要因が加わり起こると考えられます。認知機能低下患者には起こりやすい症状です。この問題行動は適切に対応すれば悪化せず、脳機能の回復に伴い軽快・消失するものもあります。

ところがある程度の知識・技術を持っていて、さらに十分な臨床経験を積んでいるにもかかわらず、看護師は問題行動と戦ってしまいます。戦うといっても、健全にではありません。問題行動を叱責し・咎め・罰を与え・時には無視し、患者に抵抗するという不毛な戦いです。看護師の不適切な対応で問題行動を発生・悪化させ、これに力を持って対処すれば、これは暴力であり虐待なのです。この虐待には身体的なものに加え、精神的なものがあります。不適切な対応の結果、問題行動は悪化し、その対応に難渋するという負の連鎖に陥ります。

残念ですが近年、日本の医療・介護施設での「患者の虐待」が表面化しています。そして時には、「看護師による虐待」も報道され始めています。誤解を恐れず言えば、これは氷山の一角に過ぎません。意図的でなくとも、虐待は隠されていると考えています。このような社会、そして医療・介護・福祉の現場が健全であるとは思えません。

私も問題行動に直面したとき、どう対処してよいのか困ることがありました。思い返すと、自分が心に余裕をもって対応できているときは、問題行動が起こらなかったり、起こっても軽快したりと良い結果になることが多いと認識しています。看護師が認知機能低下患者に対応するとき、専門的な技術・知識があることが望ましいです。しかしそれ以上に、心の余裕が重要と考えています。心の余裕を本編では「精神的安定」と表しました。精神的不安定さは、即座に他者に伝わります。これは患者だけでなく、すべての他者です。精神的に不安定では、人は優しくなれません。私自身も何度も経験しましたが、臨床現場で「看護師が優しくなれない」場面はたくさんあります。優しくしたいのにできないジレンマに、悩む看護師はとても多いようです。その悩みを誰にも話せず、しんどさを抱え込んでいます。

ところが「看護師の精神的な安定」にかかわる問題は、社会的にあまり着目されていません。私は多くの方が、「触れたくない・見たくない」と、考えているのだと思います。精神的な安定に自身が向き合えていないことは、誰も認めたくはありません。人は年齢を重ね、社会的な役割が増え、責任も自然に重くなります。人によっては、パートナーができ、家族が増えるという経験もされるでしょう。周囲から期待される役割は多くなり、社会的に自立しているはずの自分が、精神的な安定に向き合えていないことを認めたくはありません。こうして、目を伏せてしまうのではないでしょうか。これまでお話ししたことは、何も看護師だけのこととは限りません。多くの医療・介護従事者に置き換えられます。さらに言えば、認知機能低下の方がいらっしゃる一般家庭にも当てはまることだと考えます。

このような現状を目の当たりにし、私は看護師と自然に対話をするようになりました。面談という形をとることもありますが、ほとんどは普段の対話が発展したものです。本来であれば、臨床心理士やカウンセラーがこの役割を果たすことが最善でしょう。しかし、多くの病院・施設の体制が整うには時間がかかりそうです。現在、看護師の精神的安定は本人の問題とされ、自身の裁量に任されているのが実情です。残念ですが、多くは自己責任で済まされています。この状況だからこそ、看護管理者の看護師面談には意味があると考えます。私は、施設・組織を超えての面談をこれからも続けます。

私が出会う「優しくなれない看護師」は、勤勉で真面目な努力家ばかりです。自己犠牲や奉仕の精神を背負い、本当に一生懸命仕事をされています。おそらくすべての看護師は、「患者の役に立ちたい、優しくしたい」と心の根底では思っています。しかし現実では、忙しさや自身の生活の乱れ、体調不良などにより余裕がなくなっているように見えます。いつの間にか自分を大切にできず、日々を過ごすのが精一杯になっています。認知機能低下患者は精神的に不安定になりやすいですが、ここに不安定な看護師が接した場合、結果は想像に難しくありません。看護師は患者対応がうまくいかず傷つきます。加えて、医療スタッフ同士の対人関係がうまくいかないことも当然あります。悲しみに暮れることもあれば、怒りに震えることもあるでしょう。

このような状況にあっても、看護師はありのままの思いを表出しません。「つらさをありのまま表出してはいけない」と、呪縛されているように見えます。耳当たりの良い「献身・奉仕の心」などというフレーズを、看護師は歪曲して捉えていないでしょうか。「白衣の天使」という偶像を、社会は強要していないでしょうか。「看護師だから我慢するのが当たり前」と、自身の感情に蓋をしていないでしょうか。

たとえこのような現実があるとして、他者を責め、社会に責任を転嫁しても何も解決しません。私たちに他者を変えることはできません。ただ、自分のことを見つめることはできます。このためには、看護師が考える時間を持つことが必要です。技術・知識だけでなく、精神的安定が大切であることに気付けるはずです。

私は面談を通して看護師が自分のことをありのままに表出でき、一緒に考えることができるよう心がけています。その面談を繰り返せば、看護師の精神的な安定に貢献できると考えます。そして看護師同士が、「話しても良い」と思えるようになれば、自然に語りの場ができます。職場やチーム内に、「話しても良い」という雰囲気が生まれ、協働し助け合える環境が作られます。一人ひとりが、「ここにいてもいいんだ」と感じられるようになり、互いの精神的安定を育むことになるでしょう。

看護師の仕事は、身体的にも精神的にもとてもハードなものです。看護師は対人関係の仕事ですからかなりの時間が感情労働であり、これだけでも相当疲弊します。それにも増して、多くの看護師は夜勤をします。生活・生体リズムが崩れ、自律神経の失調をきたしやすいことは明らかです。心身ともに多大なストレスのなか、精神的に不安定になりやすいのは当然です。だからこそ、私たち看護師は精神的安定を大切にしたいのです。精神的安定を得ることで、私たちは視野が広がり俯瞰的な考えができるようになります。これまで見えなかったものが、見えてきます。そうすれば苦痛だけでなく、仕事を通じての喜びを感じることができます。それは、けっして自己犠牲や奉仕ではありません。他者へ貢献する喜びを体感することができれば、認知機能低下患者の対応だけでなく、仕事や対人関係の悩みは軽くなります。これは結果的に、認知機能低下患者への適切な対応につながると考えます。

本書は認知機能低下が一つのテーマでしたが、認知機能低下患者の対応が苦手な方は、それ以外の対人関係にもつまずいていることが多いようです。私は良好な対人関係を築くことに、認知機能低下は関係ないと思います。自分の対応がうまくいかない原因や、対人関係がうまく築けない原因を、認知機能低下のせいにしているように見えます。自分の精神的安定と向き合わない理由を、他者に求めてはいけません。人と向き合うことから逃げず、対話しましょう。人と人とがわかりあうためではありません。わかりあえないから、対話を大切にするのです。対話によって、お互いの合意形成を目指しましょう。そのためには、他者と対等な関係を築く必要があります。私が最も大切に思うのは、そばにいる人を信頼することです。まず患者・職場の仲間が思い当たるでしょう。でももしかしたら、それはもっと身近にいる人かもしれません。
「看護師失格？」と思い込む前に、今あなたの隣にいる人の目を見て話してみませんか。

私は、あなたが実際の臨床現場や日常生活で対人関係に悩んだとき、ふたたびこの本を開いてくださることを願っています。もし、この本を読んで人と向き合う勇気が持てたのなら、筆者としてこのうえない喜びです。

本書の出版にあたり、企画段階からつねに前向きなご意見をいただき、私の提案に真摯に向き合い続けてくださったメディカ出版の詫間大悟様にお礼をお伝えします。また、神経心理ピラミッドの監修を快くお引き受けくださった立神粧子先生に、この場をお借りして深くお礼申し上げます。そして、これまでの人生で私にかかわってくださった方、一人一人にお伝えします。私が対人関係の課題に向き合うための経験を与えてくださり、ありがとうございます。

最後に、私と人生を共にしてくれる家族に心からの感謝を伝えたいです。人生の主語が、「私たち」であることは生きる喜びです。ありがとうございます。

この本に登場する人物・団体などはすべて架空のものです。また、事例についてもすべてフィクションであり、プライバシーに配慮して、実際の事例をもとに内容を構成したものを掲載しています。本書の内容は筆者個人の研究・実践および信条に基づくものであり、筆者の所属施設・関連施設とは一切の関係はありません。

二〇二一年七月

小林雄一

神経心理ピラミッド監修者あとがき

メディカ出版の詫間大悟氏とは、拙著『前頭葉機能不全　その先の戦略』（医学書院、二〇一〇年）が出版されて以来、何度かやりとりをさせていただいています。この度、詫間氏から、ＪＡ尾道総合病院の看護科長小林雄一氏による書籍出版に際し、拙著で紹介した「神経心理ピラミッド」に関する部分での監修を依頼されました。医学本の監修は筆者にとってはじめての作業でしたので、医療従事者でもない筆者としては畏れ多く、戸惑いました。しかしながら拙著で紹介しているRusk研究所の機能回復訓練の核である認知機能の「神経心理ピラミッド」に関して、その実践者（当事者兼コーチ）として、世界中の誰よりも深くその内容と実践法を理解したとRusk研究所のBen-Yishay所長（当時）よりお墨付きをいただいたので、その部分の監修であればと、お引き受けいたしました。

小林氏の文章ははじめて拝読したときからインパクトの強いものでした。各項目が物語風にまとめられていて読みやすいだけでなく、看護の実践的な視点から描かれ、患者と対応者が抱える種々の問題をわかりやすく提示しています。患者の問題行動に触発されて問題行動を起こしてしまう看護師の事例を通して、看護科長との「面談」の場面におけるアドバイスには、小林氏のプロフェッショナルな研究心の成果と、患者の心や人生に寄り添う人間性、さらには後輩看護師の精神的成長へのまなざしが垣間見られ、素晴らしい内容であることをすぐに理解しました。と同時に、医療現場での高次脳機能障害・認知機能低下に対する実際とその無理解による想像以上に困難な現実をたたきつけられました。拝読を重ねるたびに、患者とその家族、そして医療従事者の方々のご苦労の軽減のためにも、少しでも高次脳機能障害によって引き起こされる諸症状の真の理解とその対処法について、お手伝いできればという思いが湧いてきました。

小林氏の『看護師失格？』でたびたび引用されている拙著『前頭葉機能不全　その先の戦略』は、二〇〇一年秋に重篤な「右椎骨動脈瘤破裂による解離性くも膜下出血」により倒れた筆者の夫と筆者が、New York（NY）のRusk研究所（現在は、Rusk研究所Langoneセンターという名称）で機能回復訓練に参加したときのすべてを記したものです。Rusk研究所は、NY大学病院リハビリテーション医学に属する脳損傷者の機能回復のための実践的な研究所。一九四八年医師で心理学者のH.A.Ruskにより創設された、リハビリテーション医学の入院外来治療、研究、およびトレーニングに専念する世界初で最大の大学付属の学術センターのひとつです。二〇〇四～〇五年に筆者たちが参加したのは、そのなかでもとくに成人の脳損傷者（脳外傷および脳血管障害による後遺症の患者）を対象とした、通院による機能回復訓練を主眼とした部門でした。脳神経心理学のパイオニアとして有名なK.Goldsteinに師事した脳神経心理学者のL.DillerとY. Ben-Yishayが率いる専門家集団のスタッフにより運営され、通院訓練は毎日四セッションずつ、全人的グループ行動療法と個人療法を組み合わせたオーダーメイドのメニューで構成されています。

夫と筆者が参加した二〇〇四年ごろは、Rusk研究所の訓練成果が米国政府より高く評価され特別研究費を受けながら、Ben-Yishay博士がスタッフとともに実践データをもとにその研究成果を発信していた時期で、世界中から毎日のように医療従事者が訪問し、多くの注目を集めていました。Ben-Yishay博士は四〇年にわたるRuskでの研究成果を、『Handbook of Holistic neuropsychological Rehabilitation~Outpatient Rehabilitation of Traumatic Brain Injury~(全人的な神経心理リハビリテーション入門書~脳損傷者通院リハビリテーション~)(筆者訳)』(Oxford出版、二〇一一年)として発表しています。集大成の本を出され、世界中の脳損傷者リハビリテーションの最高峰のモデルと言われる業績を遂げたBen-Yishay博士は、二〇二一年三月二四日に、長年研究された病院で八八歳の生涯を閉じられました。われわれ夫婦に送ってくださった御著第一冊目の最初の頁に「To Shoko and Fuji, Two living Examples of successful rehabilitation. Fondly, Yehuda(粧子と富士夫へ、成功したリハビリの生き証人である二人へ。好意とともに、Yehudaより)」と博士自筆のサインを記してくださいました。改めて読み返して、感謝と尊敬の気持ちと涙で胸が一杯です。小林氏が拙著を通してBen-Yishay博士の全人的リハビリテーションの教えを看護の立場から実践されていることを、天国に旅立たれたBen-Yishay博士もきっと頼もしくご覧になっておられると思います。

さて、本著の理論的拠りどころとなっている「神経心理ピラミッド」についてすこし解説させていただきます。リハビリテーション医学に神経心理学的視点を取り入れたことで有名なKurt Goldsteinに師事したBen-Yishayは、NY大学の神経心理リハビリテーション部門の同僚であるDillerとともに「全人的な」グループ療法によるリハビリテーションを目的として患者に自らの症状を理解するための教育と、社会において不利益を被らないように対人コミュニケーション力が身につくための訓練を計画します。Ben-Yishayの師であるGoldstein（一九五九年）は、「脳外傷（脳損傷）後、患者の認知および身体機能に基づく生活能力を元のレベルに戻すことはできないが、患者以外の誰かが、環境を構造化し調整すれば、患者は〝普通に健康である〟と感じることができる」と主張しました。Ben-Yishayらはこの理論を脳外傷の通院リハビリテーションに適用し、「脳損傷が患者の能力に永遠の欠陥をもたらした事実にもかかわらず、患者が対処し欠損を補塡する能力を身につけることにより、〝健康で幸福〟であると感じることは可能である」としています。患者がそう感じることを助けるために患者の環境を構造化する必要がありますが、それにより必然的に患者の自由には制限がかかることになります。患者一人ひとりは訓練によって、その制限に耐えられる自律的な行動様式に自己を転換させる努力が必要になります。

Ben-Yishayはまた、「患者が制限に耐える必要性を、制限のなかでも生きる価値があると思える程度まで受け入れるのを助けることが、治療の世界にいるわれわれの課題である」とGoldsteinの提言を訓練に取り入れています。Ben-Yishayは「何をもって患者が回復すると言えるのか?」「神経学的な治療の終了が真の回復なのか、それとも行動学的・心理学的な学びも医療行為のみならず意味があるのではないか」とつねに問い続けていました。障害を一生持つことになった患者が自分の周囲のコミュニティのなかで再び健康である、幸せであると感じるために、いかなる機能を訓練によって身につければよいのかを実践することに関して、Ben-Yishayは「私の楽しみは毎日Ruskに来て、君たちに会うことだ」と話しておられました。Ruskでの訓練が始まる初日に「粧子、今からは何も心配することはない。Fuji（富士夫）の問題は専門家のわれわれに任せなさい」と言われ、それまでの不安に押しつぶされそうだった気持ちがいっぺんで軽くなったことを思い出します。

Ben-Yishay博士とスタッフは圧倒的な知識と実践力で、大きな船のなかに安全に私たちを迎え入れてくれたのでした。その後は、筆者もその船のなかで「たくさん学ばなければいけない」ことを知ることになるのですが。

Goldsteinは「神経心理リハビリテーションは、脳損傷により認知の諸機能の能力低下と神経行動及び情動の障害を持つことになった患者に、自分の問題を可能な限り詳細に理解させることから成り立つ。なぜならこの治療は、患者が適正に（積極的かつ主体的に）参加して初めて成功するからである」と述べています。これらのことから、Goldsteinの全人的な神経心理リハビリテーションの概念を基盤としている通院プログラムが、なぜ患者とその家族に問題を理解させ、欠損の補塡戦略を実践的に学ばせるのかおわかりいただけたと思います。

筆者が日本に紹介したRusk研究所の「神経心理ピラミッド」は本文十八、百二頁に紹介されていますが、特徴は認知機能のはたらきがいくつかの階層に分かれてピラミッド型に配置されていることです。下位の階層にある認知機能はより基盤となっているため、それより上位にある機能に影響を与えます。下位の機能がきちんとはたらいていないと上位の機能はうまくはたらかないという考え方を知ると、訓練も実践も、そのときに起こっている問題の本質の理解につながります。問題を単元化して分析し、より基盤にある問題から戦略を使って順番にアプローチすることができるようになります。

リハビリテーションを成功させるためには、本人が自ら進んで行う意思Willingnessがないと始まりません。その意思のもとに、認知機能は最下部層に人間の覚醒・意識にかかわる「覚醒・厳戒態勢・心的エネルギー」があります。それらに問題が生じると「神経疲労」という症状を引き起こします。その上の層には人間のタイプを表す「抑制」と「発動性」があり、それぞれ問題が生じると「抑制困難症」（エネルギー過多）と「無気力症」（エネルギー過少）の症状になります。その上の層には日常の行動に欠かせない「注意と集中」の機能があります。さらにその上には「対人コミュニケーションと情報処理」の機能があり、情報処理のスピードと正確性に問題が生じると情報処理がうまくいかなくなり対人関係にも問題が生じます。上から四つ目の階層には「記憶」、三つ目には情報を集約したり臨機応変に拡げたりする能力である「論理的思考力」と、目標に向かって行動するときの一連の認知機能の動きである「遂行機能」が置かれ、これで認知の諸機能は網羅されています。ピラミッド型であることの最大の意味は、上位の階層にある認知機能は、それより下位の階層の認知機能が適正に整っていないとうまくはたらかない、ということを表していることです。したがって、患者がさっきまでできていたことができなくなったとき、脳損傷のためにそもそも理解の許容量にリミットがあり、疲れやすくなっていて、神経疲労を起こしたために機能が一気に下がっているせいだと気づかない限り、患者の病態を適正に理解することはできません。

Ruskではこれらの認知機能の一つひとつの定義と症状に対する戦略の学びを、日常の機能生活や社会的活動と連動させて、全人的な訓練のなかで患者と家族に学ばせます。患者と家族は症状の理解とそれぞれの立場で障害を「受容」することを学び、やがて障害を持つことになった新しい人生の受容とともに、障害を得てもなお幸せと感じるための「自己同一性」の再構築に臨むことになるのです。この最終目標は一生かかってもできる人とできない人がいると思われます。しかしながら、Ben-Yishayがいつも言っていたように、障害を得た絶望から自分で立ち上がること、訓練に対し素直な気持ちで取り組み障害を得た人生でも幸せに感じる何かを見つけること、これらは患者とその家族にとって、取り組むべき目標であり、より良い自分を創ることは障害の有無に関係なく、人生の崇高な目的であるのです。正しく知ること（知識の獲得）は圧倒的に重要なのです。

小林氏による本著は、看護師が優しく患者に接するためにはどうすべきか、という問いに端を発しています。各項目は神経心理ピラミッドの各層の特定の認知の問題に焦点を当てながら物語風に描かれています。つまり、記憶（第一話）、記憶・抑制困難（第二話）、記憶・情報処理・注意・抑制困難（第三話）、不適切な対人的行為（第四話）、無気力症・神経疲労（第五話）、無反応・無気力症（第六話）、対人コミュニケーション・抑制困難症（第七話）、衝動症・抑制困難症（第八話）、神経疲労・無気力症（第九話）、運動機能障害・意識障害（第十話）、失語症（対人コミュニケーションと情報処理）（第十一話）、拒絶的意思・感覚障害（第十二話）、などが該当します。各エピソードでは、その特定の問題の定義と戦略を面談のときに示すことで、現場で見られる問題とその解決を目指しています。実際は、前述したように、ピラミッドの認知機能はそれより下位の層にある問題をすべて含むので、定義や対処法としては下位の症状すべてが互いに関係づいています。小林氏が述べておられるように、おそらく一番の問題は高次脳機能障害の真の姿の理解がまだ得られていないことだと思われます。急性期の患者は、外科的には治療が相当進んだ、あるいは終了した状態かもしれませんが、神経心理学的にはまだまだ訓練にふさわしい時期が始まったばかりなのです。障害の有無はわかっても、程度はまだ定まっていない可能性があります。脳損傷の種類によっては脳の神経生理的な回復の可能性があれば、障害の程度も減少することもあり得るからです。ある程度定まってからは、その先は医療現場というよりRusk研究所のように、リハビリ医学の研究機関でのリハビリテーション訓練が最もふさわしいのかもしれませんが、もし高次脳機能障害に特有の病態の理解が深まれば、急性期における看護師たちや患者本人にかかる余計なストレスは軽減され、回復のためのリハビリテーションにさらに集中でき、トラブルが減ることでしょう。トラブルは患者の周辺全体に派生していることと思いますので、トラブルが減れば患者の社会的信頼はより復活し、そのことにより患者と周囲の人々との関係もスムーズになることでしょう。

患者の問題は患者を取り巻く周囲すべての人々との関係性に大いに影響を与えているのです。医療行為が「人を治す」ことであるなら、全人的な観点はやはり必要でしょう。経営の神様と言われているP・ドラッカーは、企業の目的は顧客の創造であり、顧客の幸福が企業の幸福でもあると述べています。顧客とは商品を購入するカスタマーのみならず、商品を開発しているチームの人間や会社自体、商品開発を取り巻くコミュニティに属する人すべてと定義しています。医師の医療行為が患者の患部の治療であることは間違いありませんが、看護を含む医療行為は医師の補助のみならず、患者が社会復帰するための補助行為でもあるはずです。ドラッカー理論に置き換えると、患者のみならず患者が属するコミュニティの関係者全体に及ぼす行為であることになります。看護師自身も看護をすることに満足感を得るためには、やはり病識をしっかり学ぶことが不可欠ということになります。

本著に表されている、看護という専門職における小林氏の真意は、病識への正しい理解と、謙虚で意欲的な探求心に基づいた看護の質の向上に対する強い思いであると確信いたします。小林氏の努力に対してBen-Yishay博士もきっと「がんばれ」と心からのエールを送っておられることと思います。筆者としては、神経心理ピラミッドの理解と実践に心よりの感謝を申し上げるとともに、患者の一家族として、小林氏の今後のご活躍と本著の真意がより多くの方々に広まることを祈念して、あとがきとしたいと思います。

尾道から小林氏、大阪から詫間氏、そして横浜から筆者がＺｏｏｍで長時間会議したことは懐かしい思い出となっています。このご縁に感謝しつつお二人との再会を楽しみにしております。新型コロナ感染症が落ち着いたら、今度はオンライン会議ではなく、実際にお会いできればなお幸甚です。そのときには看護師の方々の高次脳機能障害に対する理解がより深まり、患者の問題行動に動じず、冷静に対処できるようになったとのお話を伺えることを楽しみにしています。

二〇二一年七月吉日

コロナ禍における横浜から

フェリス女学院大学　立神粧子

【文献一覧】

立神粧子『前頭葉機能不全　その先の戦略─Rusk通院プログラムと神経心理ピラミッド』医学書院、二〇一〇

岸見一郎『アドラー心理学入門─より良い人間関係のために』ＫＫベストセラーズ、一九九九

河村満〝マンガでわかる急性期病棟での高次脳機能障害のケア〟ブレインナーシング、29（2）、8〜36頁

中島恵子『理解できる高次脳機能障害』三輪書店、二〇〇九

岸見一郎・古賀史健『幸せになる勇気─自己啓発の源流「アドラー」の教えⅡ』ダイヤモンド社、二〇一六

クレイグ・ナッケン『やめられない心─毒になる「依存」』玉置悟訳、講談社、二〇一四

岡田尊司『死に至る病─あなたを蝕む愛着障害の脅威』光文社、二〇一九

岡田尊司『愛着障害の克服「愛着アプローチ」で人は変われる』光文社、二〇一六

鎌田穣『心理・福祉のファミリーサポート』金子書房、二〇〇三

スーザン・フォワード『毒になる親』玉置悟訳、講談社、二〇〇一

加藤諦三『「大人になりきれない人」の心理』ＰＨＰ研究所、二〇〇八

ダン・ニューハース『不幸にする親─人生を奪われる子供』玉置悟訳、講談社、二〇一二

原寛美『高次脳機能障害ポケットマニュアル第3版』医歯薬出版、二〇一五

荻野深雪〝高次脳機能障害者の生活再建支援〟リハビリナース、3（4）、44〜49頁

著者紹介

著　者

小林雄一

看護師。1979年広島県生まれ。脳卒中リハビリテーション看護認定看護師。

認定看護師・看護管理者としての実践・指導・教育と並行して、執筆・講義活動をしている。JA尾道総合病院科長。脳神経外科病棟を経て現在、救命救急病棟科長。日本脳神経看護研究学会評議員、同認定看護師活動推進委員会委員。

施設内外で看護師の育成に取り組むと同時に、看護師の対人関係能力向上に貢献するため、独自の面談活動・セミナーを行っている。

神経心理ピラミッド監修

立神粧子

フェリス女学院大学および大学院教授。日本ピアノ教育連盟理事。米国Pi Kappa Lambda会員。消化器外科医　立神高郎の三女として横浜に育つ。東京藝術大学音楽学部卒業後、シカゴ大学にて修士号、南カリフォルニア大学にて音楽芸術博士号を取得。2004年ニューヨーク大学リハビリテーション医学Rusk研究所にて脳損傷通院プログラムに参加。『総合リハビリテーション』誌の連載（2006）や『前頭葉機能不全　その先の戦略』（2010、医学書院）の著者。Ruskにおける認知機能の神経心理ピラミッドを中心とした全人的療法を紹介。


看護師失格《かんごししっかく》？

－認知機能《にんちきのう》が低下《ていか》した患者《かんじゃ》をめぐる看護師《かんごし》の面談録《めんだんろく》

2021年9月1日発行　第1版第1刷

著　者　小林《こばやし》 雄一《ゆういち》
神経心理ピラミッド監修　立神《たてがみ》 粧子《しょうこ》

発行者　長谷川 翔
発行所　株式会社メディカ出版
〒532-8588
大阪市淀川区宮原3－4－30
ニッセイ新大阪ビル16F
https://www.medica.co.jp/
編集担当　詫間 大悟
装　幀　北尾 崇（HON DESIGN）
印刷・製本　日経印刷株式会社

ISBN978-4-8404-7581-5　Printed and bound in Japan

当社出版物に関する各種お問い合わせ先（受付時間：平日9：00～17：00）
●編集内容については、編集局 06-6398-5048
●ご注文・不良品（乱丁・落丁）については、お客様センター 0120-276-591